Nirmit Shah
Pranay Patel
Shailaja Sankireddy

Calcificação de tecidos moles em radiografias panorâmicas

Nirmit Shah
Pranay Patel
Shailaja Sankireddy

Calcificação de tecidos moles em radiografias panorâmicas

ScienciaScripts

Imprint
Any brand names and product names mentioned in this book are subject to trademark, brand or patent protection and are trademarks or registered trademarks of their respective holders. The use of brand names, product names, common names, trade names, product descriptions etc. even without a particular marking in this work is in no way to be construed to mean that such names may be regarded as unrestricted in respect of trademark and brand protection legislation and could thus be used by anyone.

Cover image: www.ingimage.com

This book is a translation from the original published under ISBN 978-620-8-22350-2.

Publisher:
Sciencia Scripts
is a trademark of
Dodo Books Indian Ocean Ltd. and OmniScriptum S.R.L publishing group

120 High Road, East Finchley, London, N2 9ED, United Kingdom
Str. Armeneasca 28/1, office 1, Chisinau MD-2012, Republic of Moldova, Europe
Printed at: see last page
ISBN: 978-620-8-27436-8

RECONHECIMENTO

Antes de mais, gostaria de agradecer a Deus todo-poderoso por me ter ajudado ao longo desta jornada. Agradeço muito à direção da faculdade, à nossa respeitada Diretora, Dra. Pankajakshi Bai K, ao Secretário do Comité de Ética Institucional, Dr. Mohsin Ghanchi, por me ter permitido utilizar o material clínico e as instalações desta instituição.

"Dedico estas palavras para expressar o meu profundo respeito, sentido de gratidão e agradecimento ao Dr. Pranay Patel (leitor e orientador) do Departamento de Medicina Oral e Radiologia, Faculdade de Ciências Dentárias e Hospital, Amargadh, Bhavnagar. Sem a sua abordagem otimista, preocupação assídua e sugestões valiosas, este estudo não teria sido possível.

Gostaria também de aproveitar esta oportunidade para expressar os meus mais cordiais e humildes agradecimentos aos meus reverendos e respeitados professores Dr. Shailaja Sankireddy, M.D.S. (Professor e Diretor). Gostaria também de agradecer a outros funcionários, nomeadamente à Dra. Ruchita Peter (leitora), ao Dr. Tarun Vyas (leitor), à Dra. Kajal Shilu, ao Dr. Hiren Chavda, à Dra. Shachi Parekh e ao Dr. Bhavik Mavani (professor assistente) pela sua excelente orientação e abordagem entusiástica ao longo do meu estudo.

Gostaria também de agradecer aos meus colegas, Dr. Nidhi Dobariya e Dr. Chintan Dobariya, e aos meus colegas, Dr. Hiren Mangukiya, Dr. Purvi Gohil e Dr. Ravi, pela sua constante ajuda e cooperação.

Estou grato ao pessoal da biblioteca e à bibliotecária, Sra. Hansaben Bhoj, pelo seu apoio constante. Agradeço também ao Sr. Piyush Gandhi pela sua amável ajuda na análise estatística.

Estou infinitamente grato e aproveito esta oportunidade para exprimir o meu sentimento de orgulho à minha mulher, a Dra. Ami, ao meu pai, o falecido Sr. Harshadbhai, e à minha mãe, Jagrutiben, ao meu irmão Swapnil e a toda a minha família pelo seu amor e carinho, apoio inabalável e conselhos, sem os quais não teria chegado aqui.

Estaria a faltar ao meu dever se não agradecesse aos meus doentes que participaram neste estudo e sem os quais teria sido impossível concluir este estudo. E, finalmente, agradeço a Deus, por ter criado todas estas pessoas maravilhosas.

ÍNDICE

RECONHECIMENTO 1

INTRODUÇÃO 3

FINALIDADES E OBJECTIVOS 5

REVISÃO DA LITERATURA 6

MATERIAIS E MÉTODOS 12

CONCLUSÃO E RESUMO 40

REFERÊNCIAS 41

INTRODUÇÃO

O cálcio é um micronutriente necessário para uma série de funções fisiológicas, tais como actividades celulares, atividade neuronal, formação de dentes e ossos, etc.1 **A deposição** de sais de cálcio nos tecidos pode manifestar-se em várias condições fisiológicas e patológicas.[2]

Os sais de cálcio, principalmente o fosfato de cálcio, acumulam-se nos tecidos moles de forma não estruturada, resultando em calcificações patológicas, também designadas por calcificação heterotópica.[3]

As calcificações patológicas podem ser distróficas, que ocorrem em tecidos degenerados e necróticos, ou metastáticas, que ocorrem devido à precipitação de excesso de cálcio e fosfato nos tecidos normais.[4] Ocasionalmente, estas calcificações podem ocorrer bilateralmente e simetricamente, secundárias aos depósitos esqueléticos de uma doença maligna.[5, 6]

Quando os sais de cálcio se depositam num tecido mole, a sua forma não é organizada e é designada por calcificação heterotrópica, que se divide em três categorias .[7,8]

- Calcificação metastática
- Calcificação idiopática
- Calcificação distrófica

Sempre que os níveis séricos de fosfato de cálcio aumentam, os minerais participam no tecido normal causando calcificação metastática, que ocorre normalmente de forma bilateral e simétrica. No entanto, a calcificação idiopática ocorre nos tecidos moles mesmo quando os níveis séricos de cálcio e fosfato são normais .[45,60]

A calcificação distrófica é patológica e ocorre em tecidos degenerativos e mortos, apesar dos níveis normais de cálcio e fosfato no soro, danos nos tecidos moles causados por traumatismos, inflamações, injecções, presença de parasitas, alterações decorrentes de doenças e calcificações localizadas no local da lesão.

As calcificações dos tecidos moles são extremamente comuns. Uma vez que os achados imagiológicos são pouco específicos, as calcificações dos tecidos moles são frequentemente problemáticas para os radiologistas, levando por vezes a intervenções desnecessárias. Para além disso, a nomenclatura é bastante confusa. As calcificações extra-esqueléticas, como a calcifilaxia, as calcificações no cérebro, como a calcificação cerebral familiar primária, as calcificações tumorais, os esporões ósseos artríticos, os cálculos biliares e renais são alguns dos locais típicos de calcificações dos tecidos moles6[, 7]

As calcificações de tecidos moles na região orofacial são frequentemente detectadas como achados incidentais durante exames radiográficos de rotina com ortopantomogramas (OPGs).[4,8] A avaliação dessas calcificações deve ser efectuada de forma sistemática, considerando a localização anatómica, a distribuição, a forma, o tamanho e o número de calcificações para se chegar a um diagnóstico adequado. [9]

A imagem panorâmica digital é uma modalidade rotineiramente empregada para o diagnóstico de patologias dos ossos maxilares. É considerada uma modalidade inicial de imagem que permite o discernimento adequado das estruturas da região maxilofacial.[10] Existem várias evidências disponíveis na literatura que delineiam a deteção de calcificações de tecidos moles na OPG, mas a prevalência dessa calcinose difere amplamente entre os vários estudos e a população estudada.[14,16]

As calcificações que podem ser encontradas em radiografias panorâmicas incluem rinolito, antrolito, amigdalolito, flebólito, sialolito, calcificações da artéria carótida, gânglios linfáticos calcificados e ligamento estilo-hióideo[31,42,47]. Com o aumento da utilização de imagens panorâmicas digitais em consultórios dentários de rotina, a compreensão das calcificações dos tecidos moles e das suas caraterísticas é necessária para formular um diagnóstico e estabelecer uma estratégia de encaminhamento adequada.[12, 13,15]

No entanto, também é possível classificar essas calcificações por compartimento, e essa classificação pode ser bastante útil na avaliação diagnóstica radiológica. Nos exames de imagem, as calcificações de tecidos moles são achados tão comuns quanto inespecíficos, variando desde uma reação local inespecífica (em resposta a um insulto traumático) até a manifestação de uma condição sistêmica. [18,28,40] Além dessa falta de especificidade e da longa lista de diagnósticos diferenciais, a nomenclatura é confusa e pouco intuitiva. [29,30] As calcificações de tecidos moles em radiografias panorâmicas (OPG) podem ser causadas por diversos fatores, incluindo condições dentárias e não dentárias. Essas calcificações podem ser identificadas em estruturas como as artérias carótidas, áreas tonsilares ou glândulas salivares. A prevalência destas calcificações pode variar consoante a população estudada e os critérios específicos utilizados para a avaliação .[35,38,58]

É importante notar que a prevalência de calcificações de tecidos moles nas OPGs pode variar muito, dependendo da população que está a ser estudada, bem como dos critérios radiográficos específicos utilizados para definir e classificar estas calcificações.

O diagnóstico de lesões calcificadas incidentais e de algumas doenças nos tecidos moles orais pode ser um desafio. É importante que o dentista saiba como as identificar corretamente, uma vez que algumas calcificações estão associadas a um aumento da mortalidade. A compreensão destas lesões pode, por conseguinte, facilitar o encaminhamento adequado para investigação adicional, se necessário .[36,55]

OBJECTIVOS E METAS

OBJECTIVO:

Determinar a prevalência de calcificação dos tecidos moles através de uma radiografia panorâmica digital

OBJECTIVOS:

- ❖ Rever e discutir o papel e a fiabilidade da OPG na avaliação inicial de calcificações dos tecidos moles.
- ❖ Determinar a prevalência de diferentes calcificações d e tecidos moles visíveis na região orofacial em radiografias panorâmicas digitais.
- ❖ Estimar e comparar a prevalência de calcificações de tecidos moles por OPG em homens e mulheres.
- ❖ Avaliar a incidência e prevalência de Antrolito, Rinolito, Amigdalite, Sialolito, Aterosclerose ou calcificação da artéria carótida (CAC), Flebólito, Nódulo linfático calcificado,

Ligamento estilo-hióideo calcificado, miosite ossificante e quaisquer outras calcificações de tecidos moles observadas em OPGs digitais.

REVISÃO DA LITERATURA

"Para levar a cabo uma ação positiva, temos de desenvolver uma visão positiva".

-Ya[ai Lama

1. **Darwin D et al (2023)**19 **realizaram** um estudo sobre "Prevalência de calcificações de tecidos moles na região maxilofacial - um estudo radiográfico". O objetivo do estudo foi avaliar a prevalência e as caraterísticas radiográficas panorâmicas das calcificações de tecidos moles na região orofacial em pacientes de um hospital odontológico terciário. Analisando 1.578 radiografias panorâmicas digitais, foram identificadas calcificações na artéria carótida (34,3%), ligamento estilohióide (21%), tonsilólito (10,3%), flebólito (17,6%), antrolito (6,3%), sialólito (5,9%), rinólito (2,5%) e linfonodos calcificados (1,9%). As calcificações da artéria carótida e do ligamento estilohióide foram as mais comuns, enquanto as calcificações do rinólito e dos linfonodos calcificados foram as menos comuns. Foram observadas associações significativas, sendo as calcificações mais prevalentes em mulheres acima de 40 anos. O estudo sublinha a comumidade de calcificações de tecidos moles em radiografias panorâmicas dentárias, com associações distintas de género e idade.

2. **Fatma BD et al(2023)**[20] As calcificações encontradas neste estudo incluem calcificações do ligamento estiloide, nódulo linfático, placa aterosclerótica calcificada, sialólito, tonsilólito e antrolito. Quando analisada a estatística descritiva das caraterísticas demográficas das imagens utilizadas no estudo, 613 eram de indivíduos com idade inferior a 40 anos (61,3%) e 387 de indivíduos com idade superior a 40 anos (38,7%). As calcificações mais frequentes foram, respetivamente, a calcificação do ligamento estiloide (8,4%), o tonsilólito (2,1%) e a placa aterosclerótica calcificada (1,5%).

No entanto, não havia radiopacidades na amostra que sugerissem um flebolito. Das 1000 radiografias examinadas para deteção de calcificações dos tecidos moles, foram identificadas 201 calcificações (20,1%) em 135 indivíduos, dos quais 77 eram do sexo feminino (55,8%) e 68 do sexo masculino (44,2%). Embora a prevalência de calcificações no sexo feminino tenha sido muito superior à do sexo masculino, não foi encontrada diferença estatística entre eles em todos os tipos de calcificações ($p>0,05$). Quando se analisou a presença de calcificações em tecidos moles de acordo com os grupos com idade inferior a 40 anos e superior a 40 anos, verificou-se uma relação estatisticamente significativa entre a idade superior a 40 anos e a presença de tonsilólito, gânglio linfático calcificado e placa aterosclerótica calcificada ($p<0,001$, $p<0,015$ e $p<0,006$, respetivamente). Relativamente à idade, verificaram-se diferenças significativas entre a presença destas calcificações e o aumento da idade.

3. **Saati S, Foroozandeh M, Alafchi B (2020)**21 **realizaram** um estudo sobre as caraterísticas radiográficas da calcificação dos tecidos moles em imagens panorâmicas digitais para determinar a prevalência e as caraterísticas das calcificações dos tecidos moles numa população iraniana. Os resultados mostraram uma prevalência de 11,24% de ligamento estilo-hióideo calcificado, 3,99% de tonsilólitos e 1,33% de placas carotídeas calcificadas. Não foram encontradas associações significativas de idade ou género. A prevalência bilateral foi maior para ligamento estilo-hioide calcificado, tonsilólitos e placas carotídeas calcificadas. A classificação de O'Carroll revelou padrões específicos para o ligamento estilo-hióideo. Os

tonsilólitos múltiplos e bem definidos foram o padrão radiográfico predominante (75,3%). O estudo sugere que as imagens panorâmicas são valiosas para a avaliação primária e o rastreio epidemiológico destas calcificações dos tecidos moles na população iraniana.

4. **ED Yalcin et al(2020)**[22] efectuaram um estudo sobre a prevalência de calcificação dos tecidos moles na região da cabeça e do pescoço: A CBCT study & found that Tonsillolith (18.8%) were the most prevalent type of soft tissue calcifications, followed by CTC (5.8%),CAC (4.3%), intracranial calcification (3.9%), CSL (3.7%),CSCTC (2.1%), osteoma cutis
(1,0%), sialolito (0,7%), antrolito (0,5%), miosite ossificante (0,4%), CLN (0,2%) e rinolito (0,2%). Quando todas as imagens foram consideradas, o tonsilolito representou cerca de 56% de todas as calcificações.6%; tonsilólito bilateral, 7,2%; CAC unilateral, 3,3%; CAC bilateral, 1,0%; sialólito unilateral, 0,7%; CTC unilateral, 3,7%; CTC bilateral, 2,1%; CSL unilateral, 1,9%; CSL bilateral, 1,8%; CLN unilateral, 0,07%; CLN bilateral, 0,13%; CSCTC unilateral, 1,6%; e CSCTC bilateral, 1,5%.

5. **Yeluri G et al (2015)**[23] efectuaram um estudo sobre a Prevalência de Calcificações de Tecidos Moles em Radiografias Panorâmicas Digitais: A Retrospective Study. TMU J Dent..: Compreender a deteção acidental de calcificações heterotópicas na região da cabeça e pescoço através de radiografias panorâmicas de rotina é crucial. Analisando 500 radiografias panorâmicas digitais, o estudo identificou uma alta prevalência (50,6%) de calcificação do ligamento estilo-hióideo, enfatizando sua significância estatística. Outras calcificações prevalentes foram os tonsilólitos (0,02%), os flebólitos (13%) e as calcificações da artéria carótida (6%). O teste do qui-quadrado indicou significância estatística para o ligamento estilohióide calcificado (p=0,03). A distinção entre as várias calcificações é essencial para um diagnóstico preciso. Esta investigação sublinha a prevalência e a importância de reconhecer as calcificações dos tecidos moles durante os exames panorâmicos de rotina, fornecendo informações valiosas para os clínicos na área da medicina oral e da radiologia.

6. **Vengalath et al (2014)**24 **realizaram** um estudo sobre a Prevalência de calcificações de tecidos moles em radiografias panorâmicas digitais: Um estudo retrospetivo. Journal of Indian Academy of Oral Medicine and Radiology O estudo teve como objetivo avaliar as calcificações visíveis nos tecidos moles orofaciais através de radiografias panorâmicas digitais de 1615 pacientes adultos em ambulatório dentário. As prevalências mais notáveis incluíram arteriosclerose (63,41%), placas ateroscleróticas calcificadas (45,29%), flebólito (11,7%), sialólito submandibular (4,3%), calcificações dos ligamentos estilomandibular e estilo-hióideo (4,2%), tonsilólito (3,2%) e calcificação de linfonodos (2,1%). A análise do qui-quadrado demonstrou associação com a idade (P<0,05), sendo que as mulheres apresentaram maior prevalência (P<0,001). As calcificações da artéria carótida foram notavelmente proeminentes, especialmente em mulheres na pós-menopausa. Este estudo fornece informações valiosas sobre a prevalência e os padrões demográficos das calcificações dos tecidos moles orofaciais, enfatizando a importância das radiografias panorâmicas nas avaliações dentárias.

7. **Bamgbose B et al (2014)**[25] efectuaram um estudo sobre A Prevalência de Amigdalites e Outras Calcificações de Tecido Mole em Pacientes que Frequentam a Clínica de Radiologia

Oral e Maxilofacial da Universidade de Iowa. O estudo, realizado na clínica de radiologia oral e maxilofacial da Universidade de Iowa, teve como objetivo explorar a prevalência de tonsilites em pacientes e investigar potenciais correlações com cálculos noutros tecidos, condutas ou órgãos do corpo. Analisando 1524 pantomografias de 124 indivíduos (53 homens, 71 mulheres, idade média de 52,6 anos), o estudo identificou uma prevalência de 8,14% de tonsilites. O estudo de caso-controlo subsequente, envolvendo 20 indivíduos, não encontrou qualquer correlação discernível entre tonsilites e calcificações noutras estruturas corporais. Apesar de esclarecer a prevalência de tonsilólitos, a investigação sugere que a presença de tonsilitos não está significativamente associada a calcificações noutros tecidos, órgãos ou ductos do corpo.

8. **Bayer Set al (2011)**[26] realizou um estudo e relatou que as imagens compatíveis com calcificação da artéria carótida eram mais comuns em mulheres (64,8%) do que em homens (32,5%). Avaliar a prevalência de calcificações de tecidos moles na região orofacial e suas caraterísticas radiográficas panorâmicas, utilizando radiografias panorâmicas digitais, em pacientes atendidos em um hospital odontológico terciário. Métodos: 1.578 radiografias panorâmicas digitais foram recuperadas dos arquivos e examinadas quanto à presença de calcificações. As calcificações dos tecidos moles foram registadas de acordo com a idade, o sexo e a localização (esquerda ou direita). Os dados foram analisados através do teste do Qui-quadrado e do teste exato de Fisher 9, utilizando o software SPSS, e um p < 0,05 foi considerado estatisticamente significativo. Resultados: Do total de radiografias, foram identificadas calcificações na artéria carótida (34,3%), no ligamento estilo-hióideo (21%), no tonsilólito (10,3%), no flebólito (17,6%), no antrolito (6,3%), no sialólito (5,9%), no rinólito (2,5%) e nos linfonodos (1,9%). As calcificações mais comumente observadas foram a calcificação da artéria carótida e do ligamento estilo-hióideo e as calcificações menos comumente observadas foram o rinolito e o linfonodo calcificado. Foi observada uma associação estatisticamente significativa da presença de calcificações da artéria carótida e do ligamento estilo-hióideo nos lados esquerdo e direito no sexo feminino e de tonsilólito no lado direito no sexo masculino (p-valor
< 0.05). Considerando o sexo e a faixa etária, a ocorrência de antrolito entre os homens e rinolito entre as mulheres da população jovem-adulta, tonsilólito entre os homens, artéria carótida calcificada e ligamento estilohióide entre as mulheres da população de meia-idade foi significativa. Conclusão: As calcificações dos tecidos moles são frequentemente encontradas em radiografias panorâmicas dentárias. O nosso estudo revelou que as calcificações dos tecidos moles na região orofacial eram mais comuns nas mulheres e que aumentavam a partir dos 40 anos de idade.

9. **Wilson S et al** (2010)[27] efectuou um estudo e relatou que, das 4263 imagens, 2422 eram do sexo feminino e 1841 do sexo masculino. A faixa etária dos doentes era de 6 a 89 anos; a idade média era de 28,3 anos. Foram detectadas 270 (6,4%) calcificações em todas as imagens avaliadas, das quais 150 eram do sexo feminino e 120 do sexo masculino. As calcificações observadas nas imagens eram compatíveis com tonsilólitos, linfonodos calcificados, calcificações da artéria carótida e sialólitos. A média de idade dos indivíduos com calcificação foi de 40,37 ± 14,77 e sem calcificação foi de 27,44 ± 15,85 . Houve diferença significativa em relação à idade entre os indivíduos com e sem calcificação e também para todos os tipos de calcificação (P<0,001), e não houve diferença significativa entre os sexos em relação à presença de calcificação (P<0,666), porém a diferença dos tipos

de calcificação entre os sexos foi significativa (P:S 0,01). No presente estudo, a calcificação de tecidos moles mais detectada foi o tonsilólito, seguido da calcificação da artéria carótida, do sialólito e do linfonodo calcificado. De acordo com o Braz J Oral, dentre o total de radiografias, foram identificados calcificação da artéria carótida (34,3%), calcificação do ligamento estilo-hióideo (21%), tonsilólito (10,3%), flebólito (17,6%), antrolito (6,3%), sialólito (5,9%), rinólito (2,5%) e linfonodos calcificados (1,9%). As calcificações mais comumente observadas foram a calcificação da artéria carótida e do ligamento estilo-hióideo e as calcificações menos comumente observadas foram o rinolito e o linfonodo calcificado. Foi observada uma associação estatisticamente significativa da presença de calcificações da artéria carótida e do ligamento estilo-hioideo nos lados esquerdo e direito no sexo feminino e de tonsilólito no lado direito no sexo masculino (p-valor < 0,05). Considerando o sexo e a faixa etária, a ocorrência de antrolito entre os homens e rinolito entre as mulheres da população jovem-adulta, tonsilólito entre os homens, artéria carótida calcificada e ligamento estilohióide entre as mulheres da população de meia-idade foi significativa.

10. **Paulo L et al (2002)**[28] realizaram um estudo e constataram que pelo menos um tipo de calcificação de tecidos moles foi encontrado em 43% da amostra. As principais calcificações detectadas foram CAC, calcificações da cartilagem tireóidea e trícea, tonsilólitos, sialólitos, linfonodos calcificados e flebólitos. A média de idade dos pacientes foi de 67,47 anos e houve predomínio do sexo feminino (62,8%) na amostra. A análise bivariada mostrou associação estatisticamente significante entre o sexo feminino e a presença de calcificações na cartilagem tireoide e no tríceps e entre o sexo masculino e a presença de tonsilólitos.

11. **Monsour PA et al (1991)**[27] efectuaram um estudo e calcificações de tecidos moles no diagnóstico diferencial de opacidades sobrepostas à mandíbula através de radiografia panarómica dentária em 2628 OPGs e concluíram que foram observadas opacidades em apenas 4
% dos casos e nem todas as opacidades observadas na OPG estão associadas à mandíbula. De acordo com Kirsch T (2007)[28] mineralização fisiológica é restrita a locais específicos nos tecidos esqueléticos, incluindo cartilagem da placa de crescimento, ossos e dentes. A mineralização não controlada ou patológica pode ocorrer em qualquer tecido mole. A cartilagem articular, os tecidos cardiovasculares, o rim, os ligamentos e até as amígdalas são susceptíveis de sofrer uma mineralização patológica. A mineralização das artérias conduz à morbilidade e mortalidade, enquanto a mineralização das cartilagens articulares, e muitas vezes dos ligamentos, pode levar à sua destruição e rigidez articular. Curiosamente, alguns estudos mostraram que os componentes que regulam a mineralização fisiológica também estão presentes em áreas de mineralização patológica, sugerindo que os mecanismos que regulam a mineralização patológica podem ser semelhantes ou idênticos aos que regulam a mineralização fisiológica. Embora a mineralização fisiológica seja um processo complexo que envolve uma interação equilibrada entre componentes inibitórios e estimuladores, estudos recentes in vitro e in vivo identificaram alguns destes componentes e mecanismos que regulam a mineralização fisiológica. Modelos de ratos e outros estudos têm apoiado a sugestão de que os mesmos ou semelhantes factores e mecanismos que controlam a mineralização fisiológica podem também regular a mineralização patológica. Por conseguinte, uma compreensão detalhada dos papéis de vários factores e das interações coordenadas entre esses factores na regulação da mineralização fisiológica proporcionará novas estratégias terapêuticas para prevenir a mineralização ectópica ou patológica.

De acordo com ADAM B WELLS (1997)[29] As artérias carótidas não são raramente encontradas calcificadas em formas de radiografia dentária de rotina, incluindo cefalometria panorâmica, lateral e frontal, bem como imagens CBCT. Uma vez que estas artérias fornecem o principal fornecimento de sangue ao cérebro, qualquer calcificação patológica nesta área está associada a consequências potencialmente mórbidas. A aterosclerose é uma condição patológica da vasculatura arterial. A calcificação é um achado potencial em trombos e êmbolos relacionados com o ateroma. As condições ateroscleróticas de uma artéria carótida podem levar a isquemia neural (insuficiência de oxigénio no cérebro devido à formação de trombos ou êmbolos), resultando assim num acidente vascular cerebral ou AVC. Nos Estados Unidos, 731 000 pessoas sofrem um AVC todos os anos e 165 000 não sobrevivem. Há cerca de 4 milhões de sobreviventes de AVC. Os sobreviventes são frequentemente afectados por incapacidades ao longo da vida, como a perda de mobilidade e de capacidades motoras, afasia e depressão. Os custos estimados dos cuidados de saúde relacionados com a gestão aguda e crónica do AVC são de 40 mil milhões de dólares por ano. As formações ateromatosas de trombos e êmbolos na artéria carótida são a causa mais frequente de AVC. A calcificação nas artérias carótidas pode ser visualizada através de uma variedade de modalidades de imagiologia dentária que incluem a cobertura da região cervical. Estas imagens radiográficas incluem exames póstero-anteriores do crânio, cefalométricos e panorâmicos. Nas últimas duas décadas, vários estudos demonstraram que as placas ateroscleróticas parcialmente[30] ou totalmente calcificadas na região da bifurcação carotídea podem ser detectadas por radiografia panorâmica.

Desde 1981, Friedlander e os seus colegas[65] têm promovido ativamente a radiologia panorâmica como um auxiliar na deteção de doentes em risco de AVC. A prevalência de calcificações da carótida, diagnosticadas em radiografias panorâmicas, varia entre 0,1% e 3,2% em doentes com mais de SO anos de idade. Nas radiografias panorâmicas, as placas calcificadas no vaso carotídeo ocorrem geralmente na bifurcação carotídea e localizam-se póstero-inferiormente ao ângulo da mandíbula, adjacente à coluna cervical e ao osso hioide. Estes ateromas podem aparecer como massas radiopacas nodulares ou como linhas verticais duplas radiopacas no pescoço. Estas calcificações encontram-se ao nível da margem inferior da terceira e da totalidade da quarta vértebra cervical, cerca de 1,0 a 2,0 cm inferior-posteriormente ao ângulo da mandíbula. Calcificações semelhantes são encontradas nas artérias coronárias de indivíduos com doença cardíaca isquémica[68] . A aterosclerose não é a única causa de calcificações de tecidos moles observadas anteriormente às vértebras cervicais em radiografias panorâmicas. É necessário ter o cuidado de diferenciar as calcificações carotídeas das cartilagens tríceas ou tiróideas calcificadas, dos gânglios linfáticos calcificados e dos flebólitos não carotídeos, ou da anatomia normal na área (por exemplo, osso hioide)[71]

Noutro estudo, num total de 500 radiografias panorâmicas, 4% revelaram evidência de calcificação da carótida. Dos 346 indivíduos sem antecedentes médicos pertinentes, 2,6% apresentavam calcificação. Dos 154 indivíduos com um historial médico pertinente, 7,1 % tinham calcificações. Por outras palavras, as calcificações carotídeas têm quase três vezes mais probabilidades de serem observadas em radiografias panorâmicas de pacientes com um historial médico que os coloca em risco elevado de AVC. Para além disso, as calcificações da carótida nas radiografias panorâmicas são um importante marcador de risco vascular. Oitenta e seis por cento dos indivíduos que apresentam calcificações da artéria carótida em radiografias panorâmicas de rotina têm um fator de risco vascular pré-existente e

73% têm múltiplos factores de risco. O valor preditivo de uma radiografia panorâmica com um ateroma calcificado é também muito significativo. Cinquenta e sete por cento destes doentes, num período de 2,7 anos (em média), sofrem enfarte do miocárdio (11%); acidente vascular cerebral (7%); morte (15%); procedimentos de revascularização (11%); ataque isquémico transitório (3%); e angina (10%). Estes eventos não só conduzem a custos de cuidados de saúde surpreendentes, mas, mais importante ainda, põem em risco a vida e alteram ou são mesmo fatais. O valor preditivo de uma radiografia panorâmica com um ateroma calcificado é também muito significativo. Cinquenta e sete por cento destes doentes, num período de 2,7 anos (em média), sofrem um enfarte do miocárdio (11%), um acidente vascular cerebral (7%), morte (15%), procedimentos de revascularização (11%), ataque isquémico transitório (3%) e angina (10%). A deteção precoce pode reduzir estes números e evitar estes resultados para as pessoas em risco.[65,68]

MATERIAIS E MÉTODOS

"Concentra-te na viagem, não no destino. A alegria não se encontra ao terminar uma atividade, mas ao fazê-la."
-Çreg Jnderson

Desenho do estudo:

- Local do estudo: O presente estudo foi efectuado no Departamento de Medicina Oral e Radiologia, Faculdade de Ciências Dentárias e Hospital, Amargadh, Bhavnagar, Gujarat, Índia
- Fonte de dados: Departamento de Medicina Oral e Radiologia, Faculdade de Ciências Dentárias e Hospital, Amargadh, Bhavnagar, Gujarat
- Tipo de estudo: Estudo retrospetivo
- Aprovações relacionadas: A autorização para a realização do estudo foi obtida junto do Comité de Ética Institucional (CEI) da Faculdade de Ciências Dentárias e Hospital com o número de referência.
- Escala de tempo do estudo: Um ano e seis meses.
- Descrição da amostra: O total de amostras foi de 500 participantes. Nota: a dimensão da amostra foi obtida utilizando o software estatístico "N-Master 2.0

- **Critérios de seleção:**

- Critérios de inclusão: Foram incluídas no estudo 500 radiografias panorâmicas dos grupos etários 18-60 anos e género com boa qualidade de diagnóstico.
- Critérios de Exclusão: foram excluídas do estudo as radiografias panorâmicas com presença de artefactos radiográficos, patologias deformantes da face, imagens obscuras com sobreposição de estruturas e falta de qualidade diagnóstica.
- Equipamento: As imagens radiográficas foram obtidas com uma unidade de ortopantomografia - máquina OPG X-Mind PANOD+ & software de análise Cranex & Digora 2.8 imaging software.
- Metodologia:

► Cada participante foi submetido a um exame radiográfico através da recolha de OPG sob medidas adequadas de segurança contra a radiação no Departamento de Medicina Oral e Radiologia,

Faculdade de Ciências Dentárias e Hospital, Amargadh. A OPG foi obtida utilizando o parâmetro padrão para a exposição: 68-70 Kvp, 10-12 mA, 11-14 segundos. O Kvp, o mA e o tempo de exposição dependiam da estrutura do participante. Para a realização da OPG, os participantes foram instruídos a manterem-se estáveis, a segurar o apoio do braço e a colocar o queixo no apoio do queixo da máquina. Além disso, foi pedido ao participante que se mantivesse estático durante o procedimento. A OPG foi efectuada de acordo com as orientações e os parâmetros prescritos para a máquina.

► Uma vez o b t i d a a cópia em papel da radiografia, esta foi visualizada e analisada em relação a calcificações de tecidos moles por dois radiologistas maxilo-faciais experientes com mais de 7 anos de experiência de ensino.

► Foram examinadas radiografias panorâmicas de 500 pacientes adultos, do sexo masculino e feminino, que visitaram a faculdade de medicina dentária para vários tratamentos dentários, para deteção de calcificações. As calcificações dos tecidos moles foram registadas de acordo com a localização anatómica, o sexo e a idade.

► As calcificações foram classificadas de acordo com o local, o número, a distribuição, a forma e o aspeto e foram categorizadas dividindo arbitrariamente a radiografia panorâmica em 12 caixas, através de uma linha traçada horizontalmente em direção ao plano oclusal e de outra linha traçada paralelamente ao longo do bordo inferior da mandíbula. (Figura No.01)

► São traçadas linhas verticais ao longo da parte posterior do ramo em ambos os lados e ao longo do centro, seguidas de duas outras linhas verticais traçadas entre elas. Assim, a OPG é dividida em 12 caixas iguais e numeradas de 1 a 12 em conformidade. As calcificações foram registadas tendo em consideração a sua localização anatómica e a caixa em que apareciam. (Figura n.º 02)

► Após a análise, os dados foram registados na tabela principal e submetidos a análise estatística. A análise estatística foi efectuada com o programa estatístico SPSS (IBM, Armonk, NY, EUA) Versão 22 para Windows. Os dados numéricos foram representados como valores médios e de desvio padrão. Os dados categóricos foram representados como frequências e percentagens e analisados com a ajuda do teste exato de Fisher e dos testes do Qui-quadrado. Foi considerado um valor de p de 0,05 para avaliar o nível de significância.

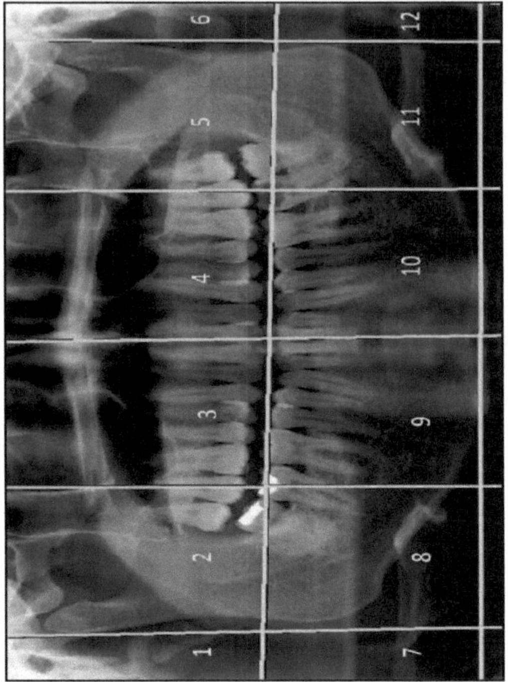

FiguraNo.01: OPG dividido em 12 caixas e com os números 1-12 correspondentes[1]

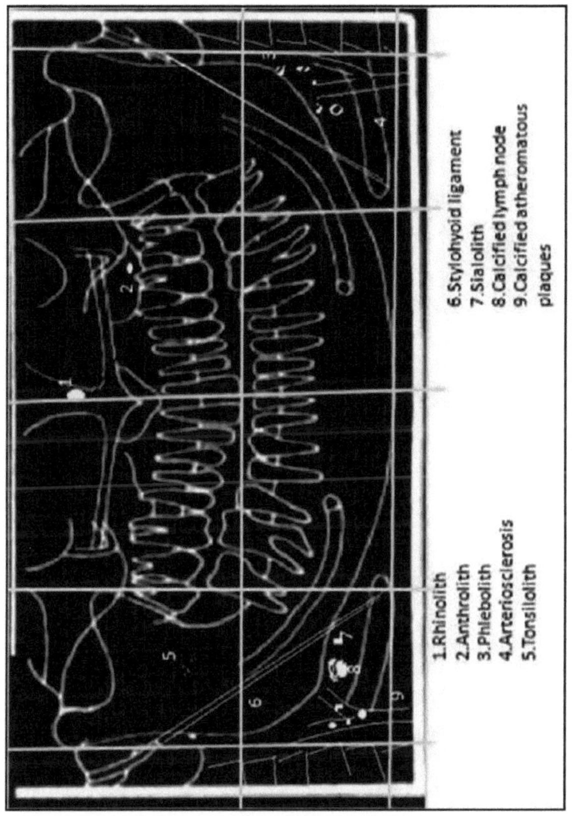

Figura No.02: OPG mostrando as localizações anatómicas das várias calcificações[6]

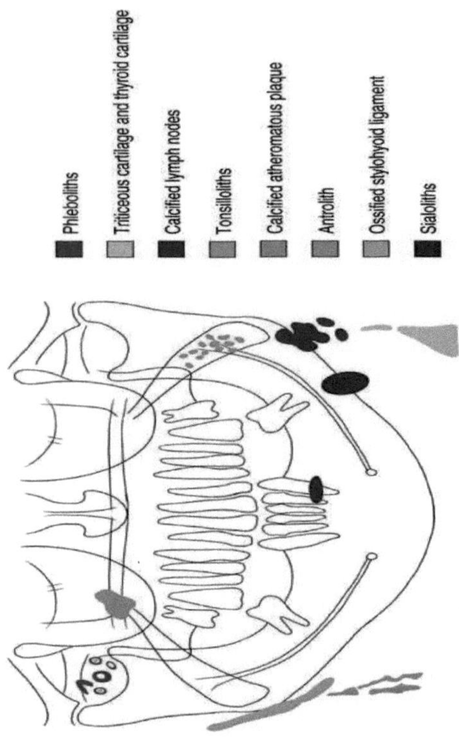

Figura nº 3: Áreas de calcificações de tecidos moles observadas principalmente na região orofacial[2]

Critérios de avaliação da calcificação dos tecidos moles

Soft tissue calcifications	Criteria
Antrolith	Well-defined, smooth or irregular, single Radiopacity seen above the floor of the maxillary sinus
Rhinolith	Well-defined, smooth or irregular, single Radiopacity seen in the antrum of maxillary sinus
Phlebolith	Small, multiple concentric radiopaque rings with a homogenously radiopaque internal aspect
Tonsillolith	Mid-portion of ramus along the oropharyngeal air-way space where dorsum of tongue crosses the ramus and angle, appears as unilateral, well-defined, round to oval, small and multiple (cluster) radiopacities.
Sialolith	SUBMANDIBULAR SIALOLITH- Below the apices of mandibular premolars, medial to the angle of mandible and above hyoid bone, Regular but if close to hilus of gland it may be irregular, smooth, round, single or multiple radiopacities PAROTID SIALOLITH- On upper third of ramus of mandible irregular, smooth, round, single or multiple radiopacities.
Arteriosclerosis or carotid artery calcifications	Postero-inferior to the angle of the mandible close to intervertebral space C3-C4 appears as irregular, nodular masses, curvy verticolinear or irregular radiopaque line
Calcified stylohyoid ligament	Between posterior ramus and cervical spine crossing angle of mandible, below and medial to angle. Radiopaque or outlines more radiopaque, may be segmented appears tapering, slender, regular, linear and longer than 30 mm radiopaque outline.
Myositis ossificans	Radiopacity along of muscle (s) of mastication.
Calcified lymph node	Irregular, lobulated, cauliflower-like, single or multiple radiopacities seen in submental, submandibular and cervical regions
Calcified atherosclerotic plaque	Seen superior to the greater cornua of hyoid bone adjacent to c3 and c4 vertebra

Relatos de casos

Caso 1

A imagem panorâmica de um doente do sexo masculino de 21 anos de idade revelou uma coleção de pequenas entidades radiopacas de forma irregular, posteriores ao terço inferior do ramo direito e ao ângulo da mandíbula, projectando a imagem do corpo de C3 (Figura 1a). Uma investigação mais aprofundada revelou uma história de parotidite viral grave (papeira), que ocorreu numa idade jovem e durou mais de 3 meses, com inchaço residual descrito na altura pelo médico como uma reação linfonodal que demoraria muito tempo a desaparecer, sem preocupações de maior. A inflamação prolongada da glândula parótida pode perturbar o sistema excretor das partes afectadas da glândula, provocando um abrandamento do fluxo salivar ou mesmo a sua interrupção total. A saliva estagnada e as pequenas áreas fibróticas pós-inflamatórias contribuem para a estase, tornando o sistema salivar mais propenso ao desenvolvimento de sialólitos. As calcificações foram então avaliadas em OPG. A adição da história clínica aos achados radiográficos pode também sugerir o diagnóstico de calcificação de um ou múltiplos gânglios linfáticos, normalmente inseridos na glândula parótida.

Caso 2

A imagem panorâmica de um doente do sexo masculino, de 60 anos de idade, consultado para substituição de vários dentes maxilares e mandibulares ausentes, mostrava uma estrutura radiopaca redonda que projectava a imagem do ramo mandibular direito, 2-3 mm abaixo do forame mandibular. Foram observadas algumas radiopacidades mais pequenas ligeiramente inferiores e posteriores. O paciente estava assintomático.

Caso 3

Uma paciente de 52 anos de idade apresentou-se para extração das raízes maxilares remanescentes. A história clínica revelou apenas uma inflamação recorrente das amígdalas. A radiografia panorâmica mostrou múltiplas pequenas radiopacidades, projectando-se bilateralmente e espalhando-se ao longo de toda a superfície dos dois terços inferiores do ramo mandibular.

Caso 4

Este caso exibe na panorâmica uma estrutura lisa, única, bem demarcada, em forma de rim, apresentando múltiplas camadas alternadas de bandas de alta densidade e densidade relativamente mais baixa; estas caraterísticas são sugestivas de um cálculo de glândula salivar de longa data e de longa duração situado no hilo da glândula.

Caso 5

Este caso mostra uma radiopacidade com tamanho e forma semelhantes aos do caso anterior; no entanto, o contorno é irregular e irregular com um aspeto de couve-flor. Observam-se múltiplas opacidades de menor dimensão num padrão em cadeia que se estende 2-3 cm inferiormente. Estas caraterísticas são mais consistentes com gânglios linfáticos calcificados, normalmente observados como uma reação secundária a longo prazo a um processo inflamatório crónico na área vizinha.

Caso 6

Trata-se de um doente assintomático que se apresentou para necessidades protésicas (prótese completa); a imagem panorâmica de rotina revelou a apresentação típica de calcificação do ligamento estilo-hióideo como uma área linear de alta densidade que se estende desde o osso esfenoide até ao corno menor do osso hioide.

Caso 7

Este doente apresentou-se para tratamento dentário de rotina; a sua imagem panorâmica mostrou a presença de múltiplas pequenas áreas radiopacas assintomáticas, de forma e tamanho irregulares, inferiores ao ângulo da mandíbula ao nível de C3-C4. A densidade está presente nas estruturas em forma de cadeia que se estendem numa direção vertical com 2-3 cm de comprimento. Têm <1 cm de largura na direção antero-posterior. As radiopacidades não são homogéneas; podem apresentar vários graus de densidade/calcificação. Estas são caraterísticas típicas da calcificação da artéria carótida (CAC).

Visão geral das calcificações:

Antrolito :

Um antrolito é uma massa calcificada no interior do seio maxilar. A origem do nidus de calcificação pode ser extrínseca (corpo estranho no seio) ou intrínseca (muco estagnado e bola fúngica). A maioria dos antrolitos são pequenos e assintomáticos. Os maiores podem apresentar-se como sinusite com sintomas como dor e corrimento. O antrolito é uma doença rara. O antrolito é uma massa calcificada que ocorre no seio maxilar. As pedras que surgem nas cavidades antrais são pouco frequentes e o seu desenvolvimento é semelhante ao de um sialólito. Podem formar-se em torno de um nidus ou muco concentrado, que continua a crescer devido à precipitação de sais de cálcio em camadas concêntricas. Os antrolitos mais pequenos são geralmente assintomáticos e podem ser descobertos incidentalmente numa radiografia de rotina da região.

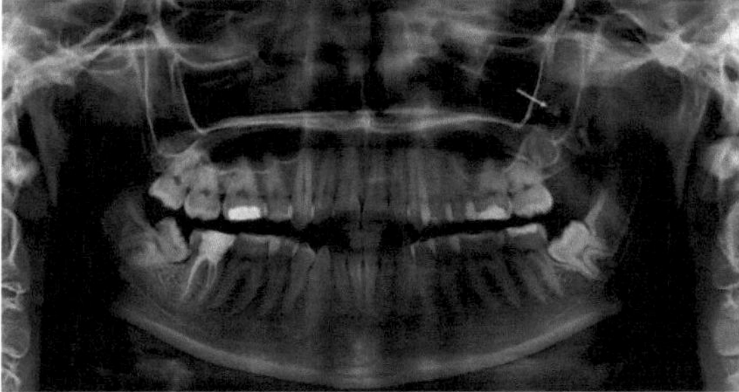

Figura nº 4: Imagem mostrando o antrolito maxilar no OPG dentário

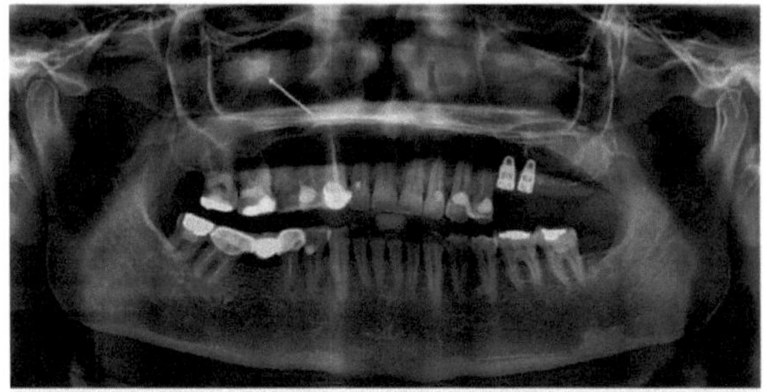

Figura nº 5: Imagem mostrando o antrolito maxilar no OPG dentário

Tonsilólitos:

Os tonsilólitos são concreções raras que se encontram na cripta das amígdalas. Os tonsilólitos ocorrem raramente em crianças em comparação com os adultos. O tamanho dos tonsilólitos varia entre o tamanho visível e o tamanho de uma ervilha. Os doentes com tonsilólitos apresentam um aumento da halitose e também sentem uma sensação de corpo estranho. O tonsilólito não é apenas uma pedra, mas um biofilme vivo. O mecanismo de formação dos tonsilólitos deve-se ao facto de as bactérias formarem uma estrutura tridimensional, estando as bactérias dormentes no centro para servirem de nidus constante do biofilme. Os tonsilólitos são calcificações que se formam nas criptas das amígdalas palatinas. Estes cálculos são compostos por sais de cálcio, isolados ou em combinação com outros sais minerais.

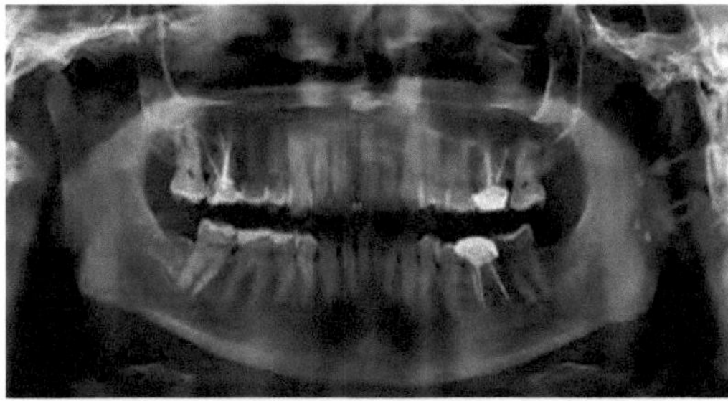

Figura no6 -OPG mostrando tonsilólitos

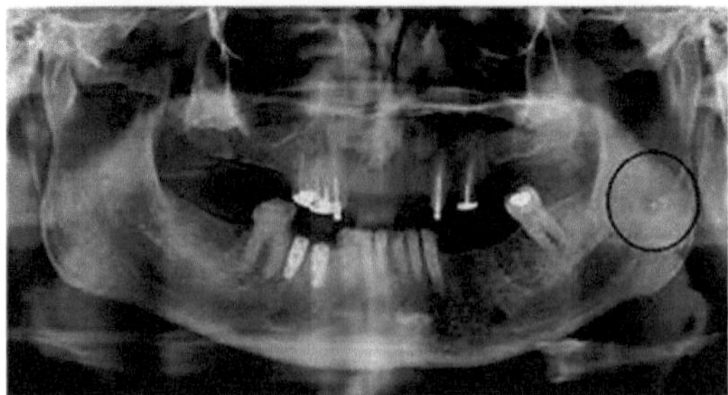

Figura nº 7 - Tonsilólitos

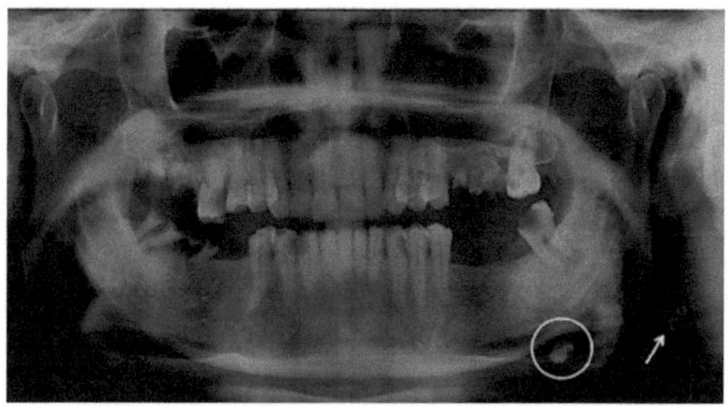

Figura no 8- Seta mostrando os tonsilólitos

Placa ateromatosa carotídea calcificada :

As calcificações da placa aterosclerótica são a forma de uma lesão aterosclerótica complicada. Caracteriza-se por depósitos granulares ou maciços de cloreto de cálcio no interior da placa aterosclerótica. A periodontite é considerada um fator de risco importante para o desenvolvimento de aterosclerose carotídea devido à participação direta das bactérias orais na patogénese da placa aterosclerótica. Os clínicos devem realizar OPG de rotina com mais pormenor para detetar a presença de CAC, uma vez que a utilização alargada de OPG pode conduzir a um diagnóstico precoce e pode salvar a vida de doentes assintomáticos. Além disso, a deteção precoce de CAC pela OPG pode permitir um encaminhamento mais rápido para um médico para uma avaliação médica mais aprofundada.

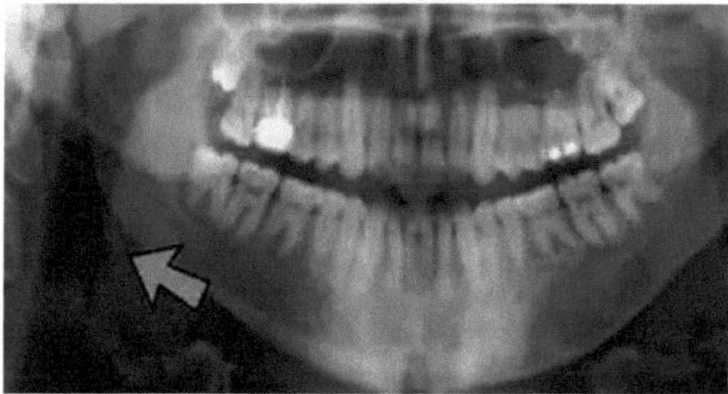

Figura n.º 9: As setas indicam linhas radiopacas aproximadamente paralelas que evidenciam uma placa ateromatosa carotídea calcificada (CAC) na bifurcação entre as artérias carótidas externa e interna numa mulher de 76 anos.

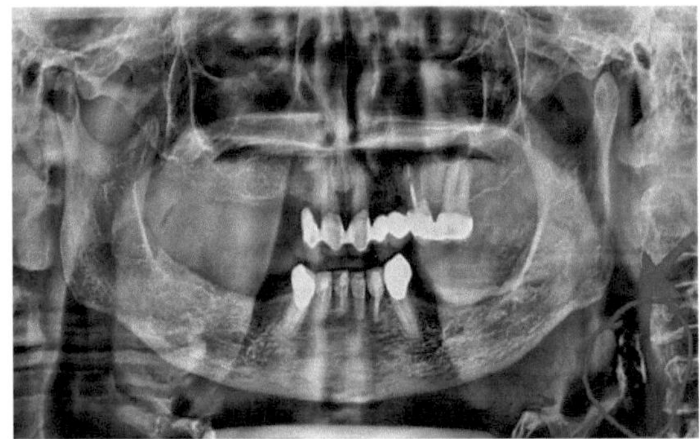

Figura n.º 10: figura que mostra a calcificação da artéria carótida esquerda

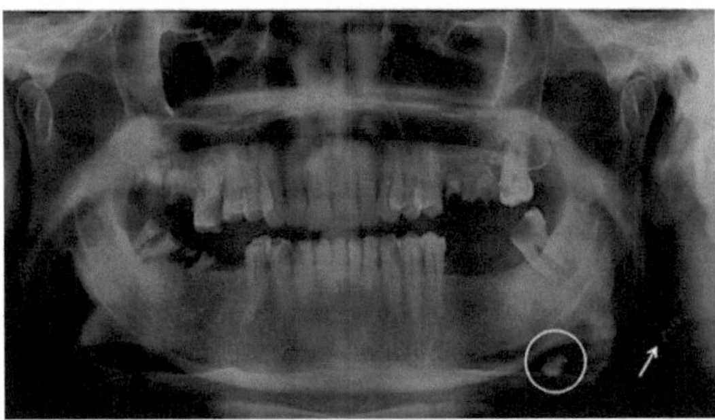

Figura n.º 11: OPG mostrando calcificação da artéria carótida numa mulher de meia-idade

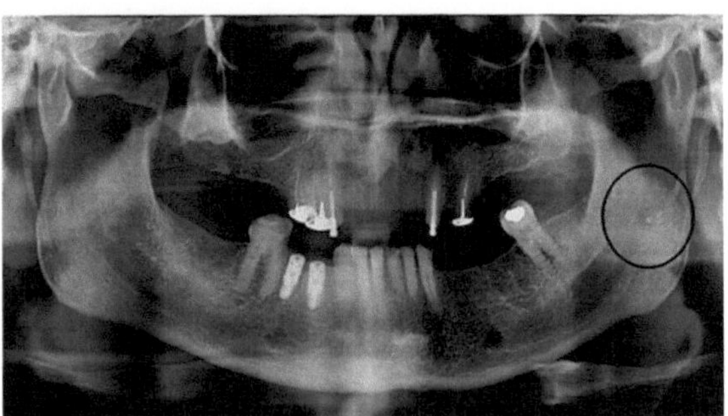

Figura nº 12: calcificações da artéria carótida calcificada

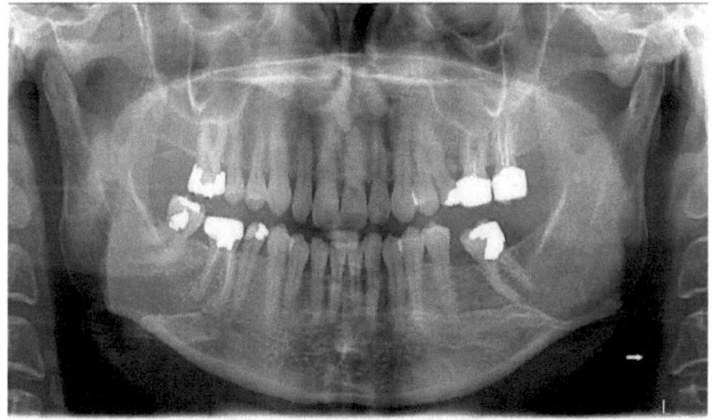

Figura nº 13 : CAC claramente visível na OPG

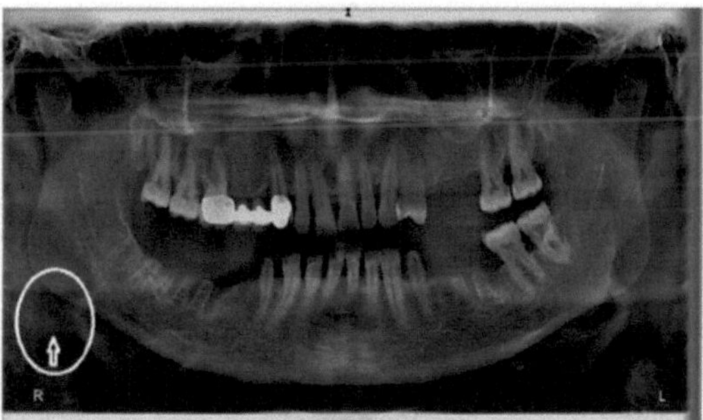

Figura nº 14: calcificação da artéria carótida direita

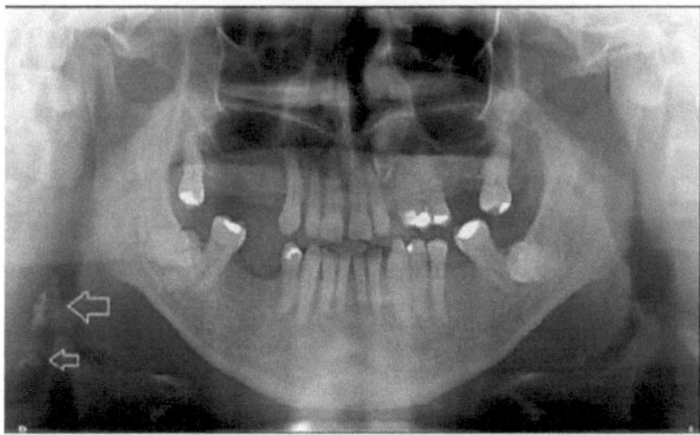

Figura 15: calcificação da artéria carótida calcificada do lado direito

Sialolitíase:

A formação de concreções calcárias no ducto salivar ou nas glândulas é uma doença comum, especialmente nas glândulas submandibulares. A maioria dos cálculos salivares é de pequenas dimensões, em contraste com os que atingem vários centímetros, que são referidos na literatura como megalitos ou cálculos gigantes. Podem ocorrer em qualquer um dos ductos das glândulas salivares, mas são mais comuns no ducto de Wharton e na glândula submandibular. O ducto de Wharton origina-se no hilo da glândula submandibular e percorre a porção posterior do músculo milo-hióideo. O ducto cruza-se então medialmente com o nervo lingual enquanto viaja superiormente, abrindo-se eventualmente na cavidade oral na carúncula sublingual. A sialolitíase é a doença mais comum das glândulas salivares. Estima-se que afecte 12 em cada 1000 pessoas da população adulta. Os homens são duas vezes mais afectados do que as mulheres. A glândula submandibular é a mais frequentemente envolvida devido à sua localização anatómica, ao longo ducto tortuoso com um orifício estreito em comparação com a porção principal do ducto.

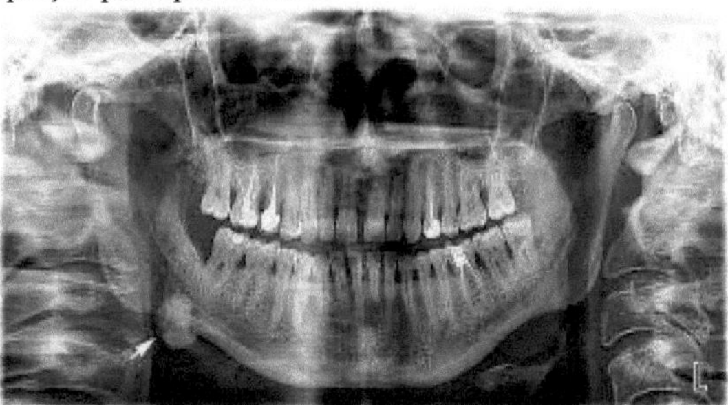

Figuare16: Sialólito da glândula submandibular ou do ducto de Wharton

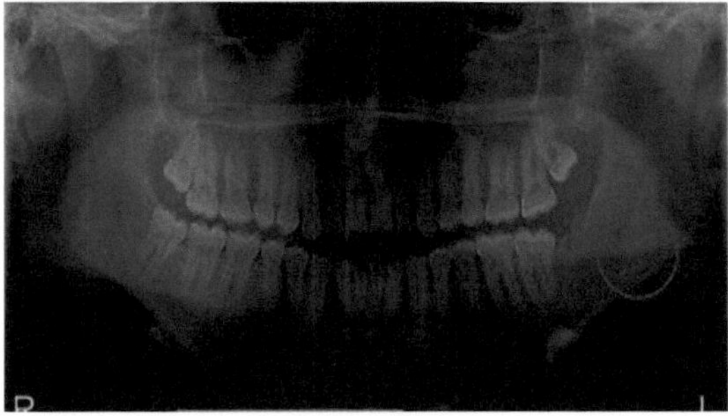

Figura 17: OPG mostrando sialolitíase no lado esquerdo

Rinolito:

O rinolito é uma calcificação que ocorre na cavidade nasal. Esta calcificação é rara, geralmente única, exógena ou endógena, unilateral e assintomática. Pode causar obstrução nasal, odor fétido e secreção purulenta. O rinolito cresce lentamente e pode levar anos para ser percebido. A sua localização mais comum é no assoalho da cavidade nasal, entre a porção anterior e posterior das narinas, sendo geralmente unilateral e solitário, e mais comum entre o meato inferior e o septo nasal. Estas lesões aparecem como uma massa densamente calcificada na cavidade nasal, com deslocamento e expansão ou destruição dos marcos ósseos adjacentes.

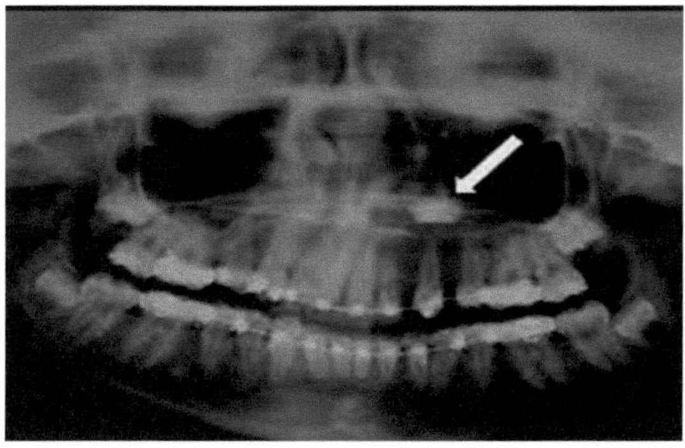

Figura nº 18- Figura mostrando rinolito da cavidade nasal

Flebólitos:

Os flebólitos são uma calcificação idiopática (ou calcinose) que resulta da deposição de cálcio no tecido normal. Esta calcificação resulta da deposição de cálcio no tecido normal, apesar dos níveis séricos normais de cálcio e fosfato[1]. Os flebólitos são trombos calcificados que se encontram no interior de canais vasculares, frequentemente na presença de hemangiomas ou malformações vasculares. Os flebólitos são literalmente "pedras nas veias" e representam calcificação no interior de estruturas venosas. São particularmente comuns na pélvis, onde podem imitar cálculos ureterais, e são também frequentemente encontrados em malformações venosas.

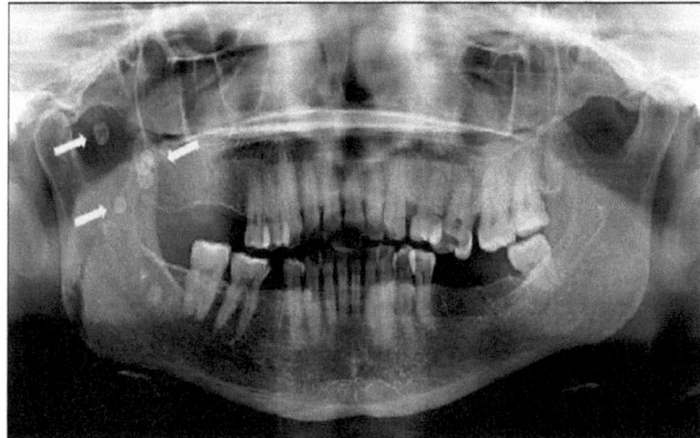

Figura 19 - Radiografia panorâmica com imagem sugestiva de múltiplos flebólitos no lado direito.

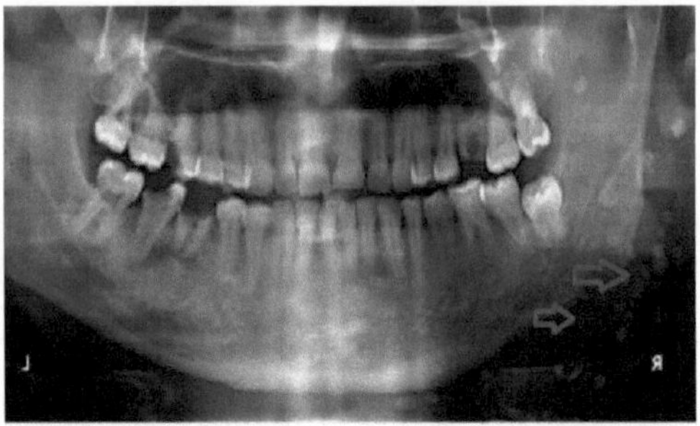

Figura 20 -OPG mostrando flebólito do lado direito da mandíbula

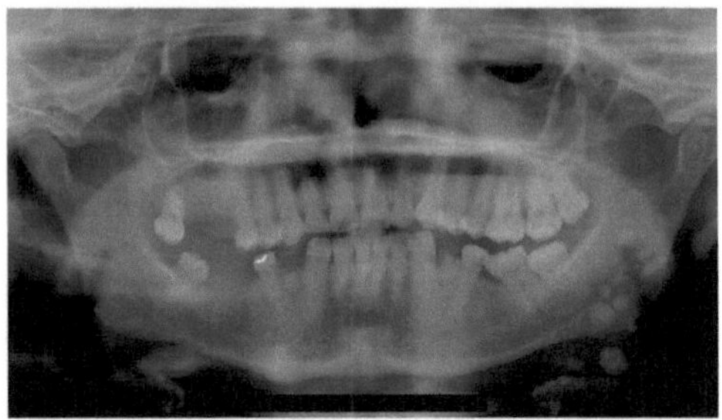

Figura 21 - flebólitos

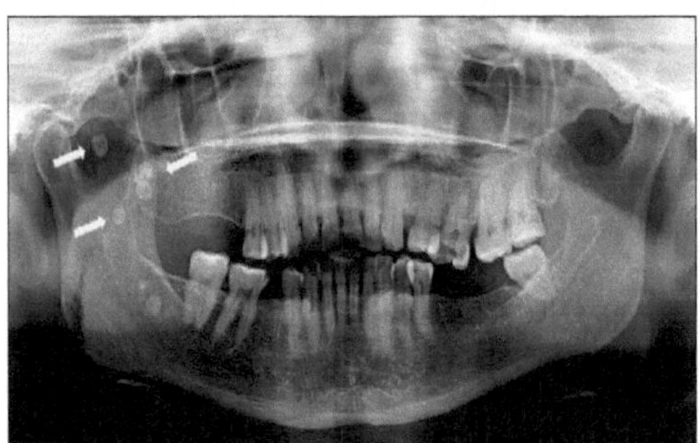

Figura nº 22- OPG mostrando flebólito do lado direito

Calcificação do ligamento estilo-hióideo:

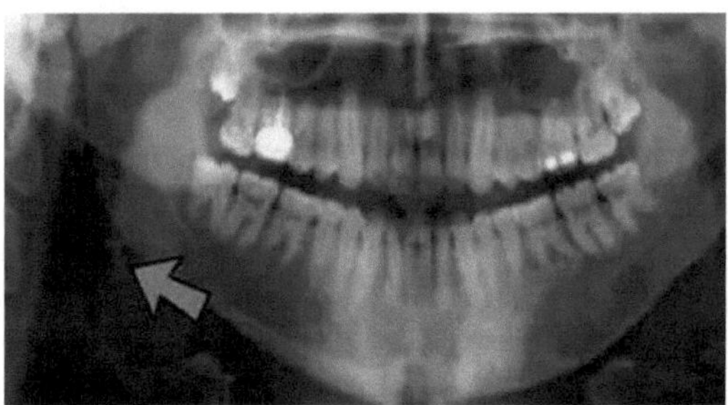

Figura no.23- Radiografia panorâmica digital com complexo estilo-hióideo calcificado em ambos os lados. No lado direito observa-se a calcificação do ligamento estilo-hióideo junto ao osso hioide. No lado esquerdo observa-se uma calcificação fragmentada do ligamento estilo-hióideo.

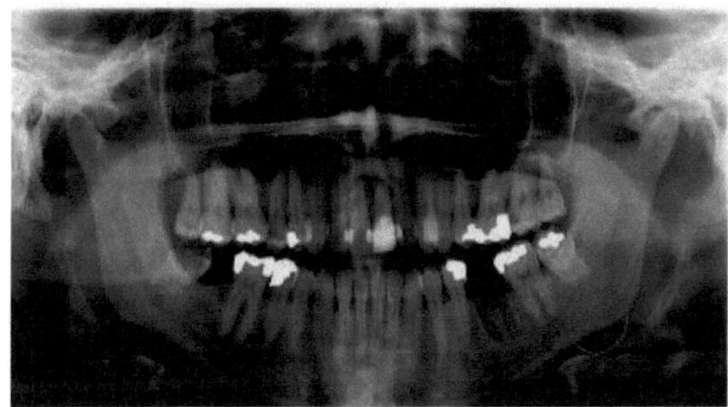

Figura nº 24 - Calcificação do ligamento estilo-hióideo do lado direito

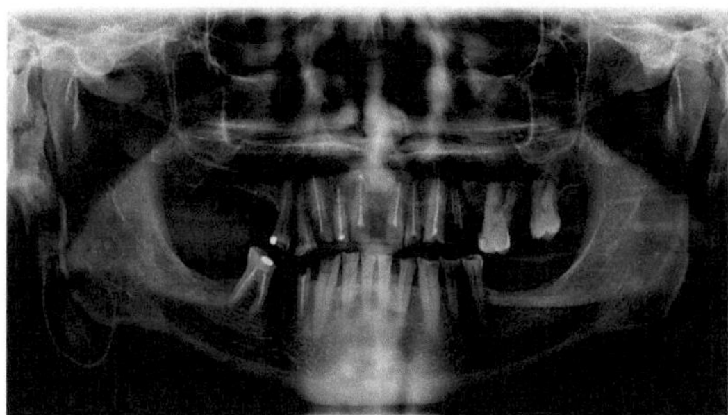

Figura n.º 25 - Calcificação do ligamento estilo-hióideo do lado direito

Gânglios linfáticos calcificados:

Os gânglios linfáticos encontram-se em todo o corpo e ajudam a combater infecções e doenças. Os gânglios linfáticos calcificados têm depósitos de cálcio que fazem com que os gânglios linfáticos endureçam e apareçam mais densos ou mais brancos nos raios X. A calcificação dos gânglios linfáticos ocorre normalmente por baixo ou perto do ângulo da mandíbula na região submandibular. Ao exame radiográfico, estas calcificações aparecem maioritariamente como opacidades bem definidas, de forma irregular, e podem ser descritas como semelhantes a uma "couve-flor".Um cálculo da glândula salivar - também chamado cálculo do ducto salivar - é uma estrutura calcificada que se pode formar no interior de uma glândula ou ducto salivar. Pode bloquear o fluxo de saliva para a boca. A maioria dos cálculos afecta as glândulas submandibulares localizadas no fundo da boca.

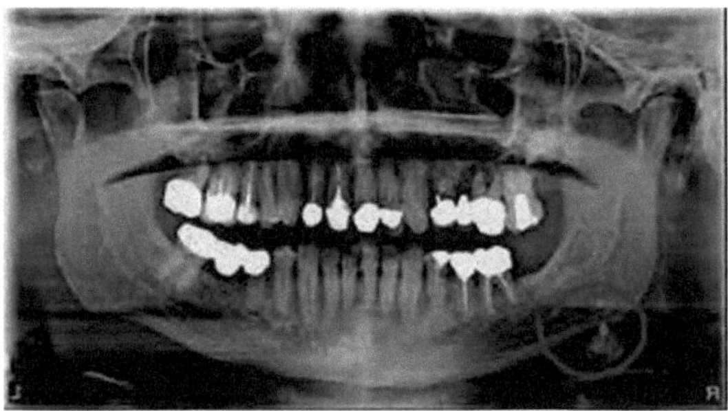

Figura n.º 26 - OPG digital que mostra uma calcificação tipo couve-flor, indicando um nódulo linfático calcificado que envolve a glândula submandibular

RESULTADOS

O presente estudo foi efectuado no departamento de Medicina Oral e Radiologia, CODS, Amargadh. Todas as radiografias de OPG foram tiradas numa unidade radiográfica digital. Os dados foram introduzidos no Microsoft Excel. Dos 500 doentes cujas radiografias foram analisadas para detetar indícios de calcificação, o número de radiografias com indícios de calcificação foi de 40 (8%). Dois radiologistas maxilofaciais com mais de 7 anos de experiência na área examinaram as radiografias para detetar calcificações. Após a correlação entre os examinadores, foram excluídas 23 radiografias e verificou-se que a calcificação observada nas mulheres é superior à dos homens.

Quadro n.º 01-Análise das radiografias recolhidas

Particular	Não.
Número total de radiografias recolhidas	500
Número total de radiografias com calcificações	40
Número total de radiografias sem calcificação	460
Número total de radiografias excluídas	17
Número total de radiografias incluídas	23

A Tabela no. 01 mostra a análise da radiografia recolhida para o presente estudo. Foi recolhido um total de 500 radiografias para o presente estudo, das quais apenas 40 radiografias mostravam calcificações dos tecidos moles e 460 radiografias não mostravam qualquer tipo de calcificação. Das 40 radiografias com evidência de calcificação, apenas 23 foram incluídas no presente estudo e 17 foram excluídas devido a artefactos e imagem inadequada.

Tabela n.º 02- Distribuição etária dos participantes:

Grupo etário	Não
18-30 anos	4
31-45 anos	10
46-60 anos	9

A tabela no. 02 mostra a distribuição dos participantes de acordo com o grupo etário. O presente estudo foi efectuado entre o grupo etário dos 18 aos 60 anos. A média de idade dos participantes com calcificação foi de 46,5 ± 13,8 e a média de idade dos participantes sem

calcificação foi de
33,7 ± 18,35 com P-valor <0,05 (teste U de Mann-Whitney). De acordo com a Tabela no. 03, o maior número de calcificações é observado no grupo etário entre os 31-45 anos de idade. Observou-se que a maioria das calcificações dos tecidos moles observadas no nosso estudo era mais comum na população de meia-idade (44,1%), seguida da população idosa (40,7%).

Gráfico No.01- Prevalência de calcificação de tecidos moles

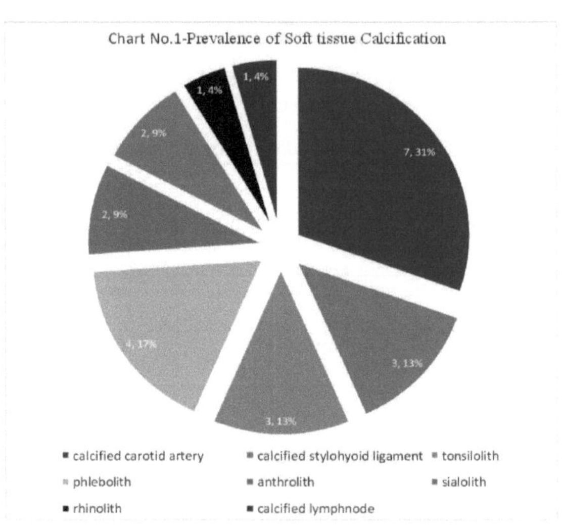

O gráfico n.º 01 mostra a prevalência de calcificação dos tecidos moles. Dentre as 23 calcificações, a calcificação da artéria carótida (7,31%) foi a mais observada, seguida da calcificação do ligamento estilo-hióideo (3,13%), flebólito (4,17%), tonsilólito (2,9%), antrolito (2,9%) e sialólito (2,9%), sendo a presença de calcificação na cavidade nasal e nos linfonodos (1,4%) as calcificações menos encontradas.

Sr. Não.	Tipo de calcificação	Género	grupo etário 18-30 anos	grupo etário 31-45 anos	grupo etário 46-60 anos	Yates Correção X	P-valor
1	arteriosclerose calcificada	Masculino	0	1	2	0.365	0.833
		Feminino	0	1	3		
2	ligamento estilo-hióideo calcificado	Masculino	0	1	1	0.188	0.91
		Feminino	0	0	1		
3	amígdala olith	Masculino	0	0	1	0.188	0.91
		Feminino	0	1	1		
4	phleb olith	Masculino	0	1	1	0.5	0.778
		Feminino	1	1	0		
5	antropofagia	Masculino	0	0	0	0.5	0.778
		Feminino	1	1	0		
6	sialo lith	Masculino	0	0	0	0.5	0.778
		Feminino	1	1	0		
7	rinoceronte de lítio	Masculino	0	0	0	0.25	0.883
		Feminino	0	1	0		
8	gânglio linfático calcificado	Masculino	0	1	0	0.25	0.883
		Feminino	0	0	0		

De acordo com a Tabela 03, no presente estudo, a ocorrência de antrolito, rinolito, tonsilolito, calcificações da artéria carótida e do ligamento estilo-hióideo ($p > 0,05$) foi significativa. Encontramos uma associação estatisticamente significativa da ocorrência de antrolito ($p=0,778$) no sexo feminino e rinolito ($p=0,883$) também no sexo feminino, sendo predominante na população jovem-adulta. Também observamos uma prevalência significativa na ocorrência de tonsilólito ($p=0,091$) entre os homens, calcificações da artéria carótida ($p=0,001$) e ligamento estiloide calcificado ($p=0,022$) entre as mulheres, sendo predominante na população de meia-idade, respetivamente. A distribuição da calcificação nas radiografias panorâmicas varia muito, dependendo do género, do local e do grupo etário. A calcificação mais comum é a arteriosclerose calcificada em doentes do sexo feminino, mais frequentemente observada na artéria carótida esquerda. A CAC da artéria carótida é a mais frequentemente observada nos nossos estudos

Gráfico No.02-Prevalência de Calcificação:

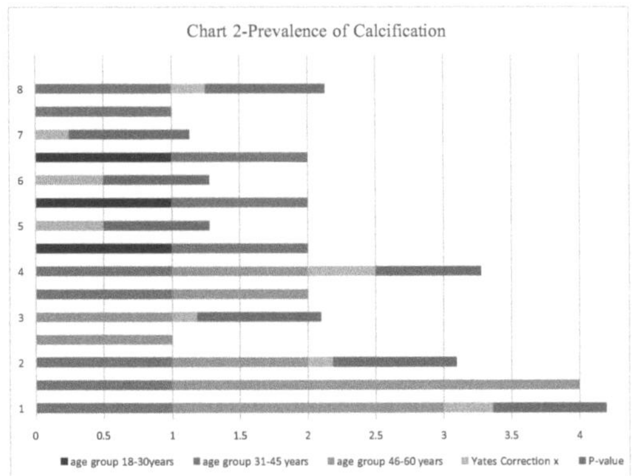

Nossos resultados revelaram que a maioria das calcificações ocorreu no lado esquerdo e a prevalência de calcificações nos lados esquerdo e direito foi de 51,9% e 48%, respetivamente. Houve uma associação estatisticamente significativa da ocorrência de tonsilólito no lado direito do sexo masculino (p=0,011). Além disso, a ocorrência de calcificação da artéria carótida nos lados esquerdo (p=0,011); direito (p=0,029) e ligamento estilo-hióideo calcificado nos lados esquerdo (p=0,041); direito (p=0,009) no sexo feminino foi estatisticamente significativa. No entanto, não houve diferença significativa na ocorrência de antrolito, rinolito, flebólito, sialolito e linfonodos calcificados entre os homens. (Gráfico No.02)

Gráfico No.03-Várias calcificações com base na faixa etária:

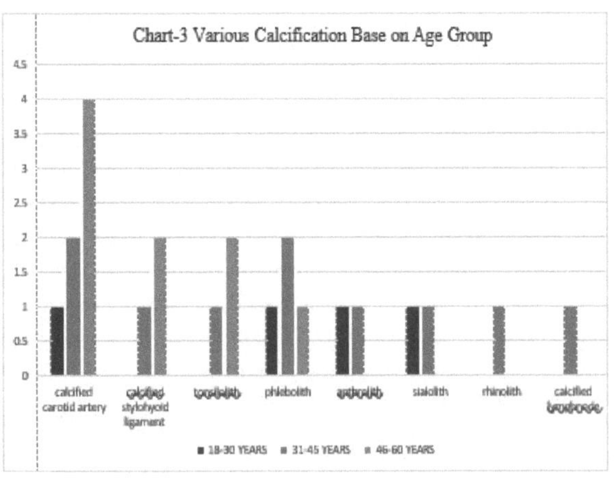

O gráfico n.º 03 mostra a distribuição da calcificação dos tecidos moles em diferentes grupos etários. Verificou-se que a CAC é mais elevada no grupo etário dos 46-60 anos. Nos estudos recentes, as pessoas do grupo etário médio e idoso têm mais tendência para apresentar calcificações. A calcificação da artéria carótida é mais frequente em mulheres de meia-idade a idosas com idades compreendidas entre os 46 e os 60 anos. O antrolito, o sialolito, o rinolito e os gânglios linfáticos calcificados não são muito frequentes no grupo etário dos 41-60 anos. No nosso estudo, o amígdala e o flebólito são observados mais frequentemente no grupo etário médio de homens e mulheres. O segundo mais comum é a calcificação do ligamento estilo-hióideo, mais comum no grupo etário mais velho do sexo masculino. Outras calcificações observadas são: tonsilólito, flebólito, antrolito, sialólito, rinólito e gânglios linfáticos calcificados.

Gráfico No.4: Distribuição da calcificação de acordo com o local

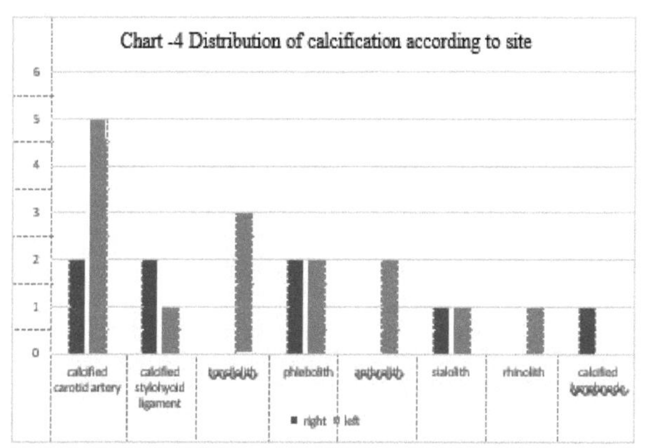

A calcificação pode ser observada unilateral ou bilateralmente. A calcificação da artéria carótida é mais comum no lado esquerdo da mandíbula, enquanto que o flebólito, o antrolito, o sialólito, o rinólito e os linfonodos calcificados não têm um significado tão importante na distribuição da calcificação de acordo com o lado esquerdo ou direito da mandíbula. Os nossos resultados revelaram que a maioria das calcificações ocorreu no lado esquerdo e a prevalência de calcificações nos lados esquerdo e direito foi de 51,9% e 48%, respetivamente. (Houve uma associação estatisticamente significativa da ocorrência de Tonsilólitos no lado direito dos indivíduos do sexo masculino (p=0,011). Além disso, a ocorrência de calcificação da artéria carótida nos lados esquerdo (p=0,011); direito (p=0,029) e ligamento estilo-hioide calcificado nos lados esquerdo (p=0,041); direito (p=0,009) no sexo feminino foi estatisticamente significativa. No entanto, não houve diferença significativa na ocorrência de antrolito, rinolito, flebólito, sialolito e linfonodos calcificados entre os homens.

DISCUSSÃO

Uma ortopantomografia é uma radiografia panorâmica utilizada nos nossos consultórios dentários para captar uma visão ampla do maxilar superior e inferior. Este exame é uma forma cómoda, acessível e rápida de avaliar a anatomia do maxilar. As OPGs são rápidas, fáceis e cómodas, especialmente para pacientes com movimentos limitados do maxilar. Utilizam também a dose de radiação mais baixa de todos os raios X, não deixando qualquer radiação no seu corpo após a conclusão do exame OPG.[5,6] Não optar por um OPG pode resultar na progressão de doenças orais não diagnosticadas - levando a consequências mais graves para a saúde oral. Os OPGs proporcionam uma deteção precoce e permitem um tratamento atempado, aumentando assim as suas hipóteses de uma recuperação rápida e bem sucedida.[65,72]

Um ortopantomograma (OPG) é uma radiografia comum utilizada para identificar os tecidos duros da cavidade oral e as estruturas esqueléticas circundantes. Trata-se de uma radiografia extra-oral que aproxima a cavidade focal da mandíbula. É frequentemente utilizada na prática dentária e, ocasionalmente, no serviço de urgência, proporcionando um diagnóstico conveniente, económico e rápido.[63,74]

- Avaliação da saúde dentária geral para detetar cáries ou doenças de origem pulpar
- Avaliação de traumatismos para fracturas de dentes ou maxilares
- Avaliação da infeção de sinusite, periodontite ou abcesso periapical
- Avaliação de tumores ou quistos radiculares
- Avaliação da articulação temporomandibular para detetar doenças, fracturas ou luxações
- Avaliação de doenças dos ossos da face
- Localização de corpos estranhos
- Calcificações de tecidos moles
- Monitorização do crescimento e desenvolvimento dos dentes pediátricos quanto à localização, forma, ângulo, presença de dentes supranumerários e ausência de germes dentários para prevenir ou preparar futuros problemas estéticos

- Avaliação inicial e progressiva do tratamento ortodôntico (note-se que um opg isolado não é normalmente suficiente para a inspeção pré-operatória ou para a medição da prótese)

A imagem panorâmica deve incluir os limites inferiores da mandíbula, os limites superiores dos seios maxilares e os côndilos mandibulares e as articulações temporomandibulares lateralmente. As limitações da imagem panorâmica incluem a anatomia inerente distorção, imagens duplas, imagens fantasma e que não fornecem uma relação espacial exacta entre estruturas.

Algumas das razões pelas quais os nossos dentistas preferem utilizar um opg são as seguintes

- Podem utilizar opgs em doentes que não conseguem abrir a boca ou cuja abertura é limitada devido a doenças como o trismo

- Estas máquinas podem fotografar amplas regiões anatómicas do osso facial e dos dentes

• Os rastreios digitais de opg utilizam uma dose de radiação reduzida

• Proporcionam exames cómodos para os pacientes (os filmes não precisam de ser colocados dentro das suas bocas)

• Estes testes são cómodos, rápidos e fáceis. O procedimento completo demora menos de 14 segundos de tempo de exposição

• Não há sobreposição de ossos faciais

• O rastreio opg não deixa qualquer radiação no corpo do paciente após o processo

• Pouco tempo necessário para a realização da imagem

• Fácil de armazenar em comparação com o grande conjunto de radiografias intra-orais que os dentistas costumam utilizar.

Nos exames imagiológicos, as calcificações dos tecidos moles são achados tão comuns como inespecíficos, variando entre uma reação local inespecífica (em resposta a um insulto traumático) e a manifestação de uma doença sistémica. A localização anatómica, o número, a distribuição e o padrão das calcificações são critérios inter-opretativos importantes na avaliação radiográfica das opacidades dos tecidos moles. [12,47,61]

Os dentistas são responsáveis pelo diagnóstico de anomalias que envolvem os tecidos duros e moles na cavidade oral e à sua volta. Para além de um exame clínico, a avaliação radiográfica irá frequentemente destacar anomalias no campo radiográfico .[43,51,62]

• A deposição de sais de cálcio, principalmente fosfato de cálcio, ocorre normalmente no esqueleto. Diz-se que as calcificações patológicas ou Ossificação Heterotrófica ocorrem quando o cálcio se deposita nos tecidos moles de forma desorganizada. Os locais de calcificações heterotópicas podem não causar sinais ou sintomas significativos. São mais frequentemente detectadas como um achado incidental durante um exame radiográfico.[1,64] As calcificações, ou depósitos de cálcio, são nódulos duros que crescem à medida que o cálcio se acumula nos tecidos moles. As calcificações dos tecidos moles aparecem como áreas radio-densas irregulares, circulares, lineares ou em forma de placa que não possuem uma estrutura trabecular ou cortical. A localização das calcificações dos tecidos moles é importante para limitar as considerações de diagnóstico diferencial70 . As calcificações de tecidos moles na cavidade oral e na região maxilofacial são mais frequentemente detectadas como achados acidentais em exames radiográficos de rotina. No entanto, por vezes, estas calcificações dos tecidos moles podem ser graves e podem necessitar de tratamento ou de acompanhamento da causa subjacente. A deposição de sais de cálcio em resultado de inflamação crónica, necrose ou cicatrização em tecidos lesionados, apesar do metabolismo normal do fósforo e do cálcio, é denominada calcificação distrófica. Este tipo de calcificação pode estar associado a uma variedade de doenças sistémicas, mas a sua fisiopatologia ainda não é clara. As calcificações têm múltiplas aparências, localizações e causas. Com uma análise cuidadosa e sistemática das suas caraterísticas, é frequentemente possível restringir o diagnóstico diferencial, por vezes com investigações adicionais mínimas.[66]

O esqueleto humano apresenta maioritariamente depósitos de sais de cálcio, principalmente fosfato de cálcio. Se este tipo de deposição ocorrer nos tecidos moles de forma descoordenada, é conhecida como calcificação heterotrófica e classificada como metastática, distrófica ou idiopática. A deposição de minerais no tecido normal devido a níveis séricos de fosfato (insuficiência renal crónica) ou de cálcio (hiperparatiroidismo) superiores ao normal é conhecida como calcificação metastática. A deposição de cálcio em tecido normal apesar dos níveis séricos normais de fosfato e cálcio é conhecida como calcificação idiopática. A calcificação patológica que ocorre em tecido morto e degenerativo ou em tecido cicatrizado, apesar dos níveis normais de fosfato e cálcio séricos, é conhecida como calcificação distrófica. A calcificação distrófica é sobretudo observada em tecidos subcutâneos secundários a infeção ou traumatismo e é descrita no lúpus eritematoso sistémico, esclerodermia ou dermatomiosite. Os tecidos lesionados de qualquer tipo podem estar predispostos à calcificação distrófica. As opacidades dos tecidos moles são observadas em 4% das radiografias panorâmicas.[19] A forma, quantidade, distribuição e localização das calcificações são factores chave de diagnóstico a considerar. Se a calcificação estiver adjacente ao osso, pode ser difícil determinar se está dentro do osso ou dos tecidos moles, sendo útil outra vista radiográfica em ângulo reto. O conhecimento da anatomia dos tecidos moles, como a posição dos gânglios linfáticos, dos ligamentos estilo-hióideos, dos vasos sanguíneos, das cartilagens laríngeas e dos principais canais das glândulas salivares, é importante para interpretar a localização anatómica, o número, a distribuição e a forma da calcificação.[70]

A radiografia panorâmica é uma técnica radiológica que permite obter uma visão geral dos maxilares e das estruturas adjacentes. Os pacientes assintomáticos podem apresentar variações ou alterações anatómicas que podem ser visualizadas aleatoriamente nas radiografias panorâmicas.[5] Estas alterações podem contribuir para complicações clínicas e prejudicar a saúde oral e geral do paciente. Por isso, é de extrema importância que os médicos dentistas sejam capazes de reconhecer as evidências dessas variações e alterações nas radiografias panorâmicas e solicitar exames complementares que proporcionem um diagnóstico mais preciso. [51,41,66]

Dessa forma, conclui-se que a radiografia panorâmica, dentro de suas limitações, contribui de forma efetiva para o diagnóstico inicial de variações e alterações anatômicas, podendo o profissional da Odontologia identificar os riscos e encaminhar seus pacientes para um especialista. seu ducto. Quando sobreposta ao osso, a determinação se a calcificação está localizada no osso ou n o tecido mole é uma tarefa complexa. Entre as lesões a serem consideradas no diagnóstico diferencial estão a artéria carótida, linfonodos, glândula salivar, tecidos da orofaringe e calcificações do ligamento estilo-hióideo.[17,19,24]
No nosso estudo, encontrámos calcificação dos tecidos moles em 4,6% do total de 500 radiografias, o que é relativamente mais baixo do que os relatórios dos estudos anteriores que revelaram uma taxa de prevalência que varia entre 2,6% e 19,7%. A diferença na taxa de prevalência pode ser atribuída a vários factores, tais como variações raciais, etárias, geográficas, de estilo de vida social e étnicas. Uma das razões pode ser devida à alteração da densidade da imagem e do contraste nas imagens radiográficas. Verificámos que a maioria das calcificações nos tecidos moles era mais comum na população de meia-idade (44,1%), seguida da população idosa (40,7%). Os resultados foram consistentes com os de saati et al[27] e darwin et al[29,52] . que também sugeriram que a prevalência de calcificações aumentava acima dos 40 anos [46,48]
A calcificação de tecidos moles mais frequentemente observada no presente estudo foi a

calcificação da **artéria carótida**, constituindo 7,31% de todas as radiografias incluídas. Os resultados foram estatisticamente significativos e foram consistentes com os achados de Darwin et al.[49] , Vengalath J et al.[71] , Bayer et al., Saati et al5[7] e Garay et al. que relataram uma maior prevalência de calcificações da artéria carótida na população feminina de meia-idade[33] . O papel do estrogénio no metabolismo das lipoproteínas está bem estabelecido na literatura e sabe-se que inibe a formação de placas ateromatosas 4[53,22] . A relação entre o risco de AVC isquémico e a ocorrência de calcificações na artéria carótida tem sido uma fonte de debate. O estreitamento significativo de um lúmen arterial com um defeito lúcido é indicado por uma calcificação maciça. De acordo com a literatura, os níveis de cálcio nas artérias carótidas cervicais funcionam como um marcador independente para a deteção de sintomas isquémicos .[23]

De acordo com muitos autores, os sialólitos são descritos como um agregado de estruturas calcárias nas glândulas salivares e nos seus ductos. Também são designados por cálculos salivares ou cálculos das glândulas salivares. Trata-se de uma das doenças mais frequentes das glândulas salivares, logo a seguir à parotidite viral. Os homens são afectados duas vezes mais do que as mulheres; no entanto, alguns autores não encontraram predileção por raça ou sexo. No presente estudo, foram observados 2,9% de **sialolitos** nas radiografias. De acordo com os achados de Darwin et al.[19] & Ayranci et al.[32,50] , sabe-se que a calcificação das glândulas salivares afeta um em cada 10.000 a um em cada 30.000 indivíduos. Estas calcificações podem obstruir o fluxo ductal causando dor aguda que se intensifica com as refeições. A compreensão das diversas calcificações que ocorrem na região maxilofacial é necessária para auxiliar no seu diagnóstico. Cerca de 80 a 90% dos sialólitos ocorrem na glândula submandibular, 10 a 20% na parótida, apenas 1 a 7% na sublingual e raramente nas glândulas salivares menores. Para além da elevada frequência de sialólitos na glândula submandibular, foram descritos sialólitos gigantes, como o sialólito de 35 mm de comprimento relatado por Vengalath J et al.[34]

Os tonsilólitos são uma causa comum de calcificação na faringe, mas existe um desconhecimento geral desta entidade por parte dos clínicos e radiologistas. São múltiplas pequenas massas opacas situadas na espessura das amígdalas e outros tecidos moles parafaríngeos, que devido à angulação da projeção radiográfica da panorâmica, a sua imagem sobrepõe-se ao nível da altura média do ramo. No nosso estudo, os tonsilólitos constituíram 2,9% do total de radiografias incluídas. Também observamos uma prevalência significativa na ocorrência de tonsilólitos (p=0,091) entre os homens. Os nossos achados podem ser comparados com os relatórios de Darwin et al, Garay et al[52] e Ribeiro et al[59] & Vengalath J et al.[39] A ocorrência de tonsilólitos no lado direito foi significativa no sexo masculino, o que é consistente com os achados relatados por Saati et al.[37] Além disso, observámos uma associação significativa de tonsilólitos com a idade, uma vez que a maioria destas calcificações foi observada em indivíduos com mais de 40 anos, de acordo com Garay et al [74]

O **ligamento estiloide calcificado** é um componente de calcificação excessivo ou anormal que inclui o alongamento do processo estiloide e a calcificação do ligamento estilohióide. O comprimento médio normal no adulto varia entre 20 e 30 mm e uma medida superior é considerada como um alongamento. Foi descrita pela primeira vez por Marchetti Pietro (1652)[58] e tomou o nome do Dr. Watt Eagle (1937) para se tornar conhecida como síndrome de Eagle.[30] Apesar de assintomáticos, 1-10% dos pacientes com CSC podem apresentar sinais clínicos resultantes da compressão do ligamento estilo-hioideo alongado e calcificado sobre as estruturas anatómicas da região. Dentre esses sintomas, destacam-se a sensação de corpo estranho durante a deglutição, otalgia e disfagia.[54] Em uma radiografia panorâmica típica, a ossificação do ligamento estilo-hioideo inicia-se no processo mastoide e percorre o ramo desde sua face póstero-inferior até o osso hioide.[6] Do total de radiografias avaliadas, nosso estudo relatou uma prevalência geral de 3,13% de ligamento estilo-hióideo calcificado. Estudos anteriores relataram taxas de prevalência variadas, que vão de 7,9% a 38,57%[9,15,23] . Observámos que a ocorrência de processo estilo-hióideo calcificado é igual entre os homens e as mulheres e que predomina no lado esquerdo em comparação com o direito. Também observámos uma tendência crescente na calcificação do ligamento estilo-hióideo na população idosa. Os nossos resultados estão de acordo com o estudo de Darwin et al.[19] , Vengalath J et al.[24] Guimarães et al.[25] . e Oztas et al., que relataram que os doentes com mais de 40 anos de idade têm uma maior prevalência de calcificação do complexo estilo-hióideo. Este facto pode ser atribuído às variações anatómicas, à variabilidade do stress muscular devido a interferências oclusais e às diferenças raciais da população estudada. .[19]

A prevalência de antrolito, observada em nosso estudo, foi de 2,9% e a maioria deles foi encontrada no lado esquerdo. Os rinolitos foram observados em 1,4% do total de radiografias estudadas e foram mais frequentes no lado esquerdo. No nosso estudo, a ocorrência de antrolitos foi maior nos jovens adultos do sexo masculino e de rinólitos nos jovens adultos do sexo feminino. Estes resultados foram considerados significativos e semelhantes aos achados de Darwin et al.[19] & Vengalath J et al.[24] . Na maioria dos indivíduos, as calcificações no antro ou na cavidade nasal podem não causar quaisquer sintomas clínicos. Ocasionalmente, tais calcificações podem causar dor facial, epistaxe, epífora, perfuração da mucosa.Do total de radiografias estudadas, 36 (2,3%) das radiopacidades representavam os traços caraterísticos dos flebólitos, que são as calcificações do sistema venoso. Verificámos que a ocorrência de flebólitos é mais frequente no grupo etário dos 31-45 anos, com representação bilateral. Achados semelhantes foram relatados por Saati et al[68] . que observaram uma taxa de prevalência de 0,29% de flebólitos.[73]

As calcificações dos tecidos moles são achados extremamente comuns nos exames imagiológicos e constituem frequentemente uma fonte de confusão para os radiologistas, levando por vezes a intervenções desnecessárias. Uma avaliação exaustiva e sistemática destas lesões, em conjunto com a análise de dados clínicos e bioquímicos, pode ajudar a restringir o diagnóstico diferencial. O presente estudo tem algumas limitações inerentes aos estudos transversais, como a incapacidade de obter toda a história clínica do doente. O tamanho da nossa amostra era pequeno, devendo ser efectuado um estudo transversal em grande escala para obter resultados confirmatórios. Existe uma falta de consenso na padronização dos critérios de análise das calcificações dos tecidos moles nas radiografias panorâmicas. Além disso, são necessários estudos prospectivos multicêntricos mais bem concebidos, que utilizem modalidades radiográficas tridimensionais e se centrem num acompanhamento a longo prazo, para definir as aparências radiográficas típicas de calcificações específicas e para descrever os seus efeitos clínicos em doentes sintomáticos e assintomáticos. Estas investigações futuras não só forneceriam informações mais relevantes para os cuidados médicos de um indivíduo, como também permitiriam um encaminhamento correto de modo a evitar quaisquer potenciais morbilidades. O dentista e a radiografia OPG desempenham um papel importante na identificação destas calcificações dos tecidos moles durante a investigação rotineira, o que pode ajudar a melhorar a saúde dentária e geral do doente.

CONCLUSÃO E RESUMO

A presença de calcificações nas imagens panorâmicas digitais é relativamente rara, mas como radiologistas maxilofaciais e dentistas, somos responsáveis pela deteção de achados incidentais nas imagens obtidas para procedimentos dentários de rotina. As calcificações cervicais podem indicar a presença de algumas doenças sistémicas e alertar o clínico para a história clínica do paciente e para o encaminhamento para o especialista.Em conclusão, a prevalência de calcificações aumenta com a idade para todos os tipos de calcificações. O tipo de calcificação mais comum é o amigdalolito e as calcificações da artéria carótida. As calcificações da artéria carótida foram consideradas elevadas entre as calcificações dos tecidos moles e as mulheres após a menopausa apresentaram um aumento das calcificações da artéria carótida. Podem ser observadas calcificações múltiplas na área da cabeça e do pescoço. Apresentam muitas caraterísticas que dificultam a sua diferenciação para um observador não experiente. No entanto, um exame minucioso revela que cada uma delas tem um aspeto suficientemente típico para se fazer um diagnóstico seguro como tal. A calcificação da artéria carótida (CAC) é um marcador bem conhecido da aterosclerose e está associada a uma elevada taxa de morbilidade e mortalidade. Em conclusão, o presente estudo enfatiza as aparências radiográficas de várias calcificações de tecidos moles que ocorrem na região maxilofacial, de modo a ajudar num melhor diagnóstico. Verificámos que as calcificações dos tecidos moles são mais predominantes nas mulheres, com um aumento da sua ocorrência acima dos 40 anos de idade. O conhecimento ótimo da anatomia normal do esqueleto maxilofacial é inevitável para se chegar a um diagnóstico radiográfico preciso destas calcificações. Um protocolo de encaminhamento adequado para um médico especialista é importante se um dentista suspeitar de calcificação de ateroma da artéria carótida.

REFERÊNCIAS

1. White SC, Pharoa MJ. Radiologia Oral: Princípios e Interpretação. 5ª ed. Saint Louis: Mosby; 2007.
2. Haring JI, Jansen L. Radiografia dentária: princípios e técnicas. 2ª ed.Philadelphia: Saunders; 2000. 569 p
3. Alvares LC, Tavano O. Curso de radiologia em odontologia. 4a ed. São Paulo, Brasil: Livraria Santos Editora Ltda; 2002. 248 p.
4. Langland OE, Langlais RP, Preece JW.Princípios da imagiologia dentária. 2a ed. Lippincott Williams & Wilkins; 2002. 459 p.
5. De Lyre WR, Johnson ON. Essentials of dental radiography for dental assistants and hygienists (Fundamentos da radiografia dentária para assistentes e higienistas dentários). 4ª ed.: Norwalk, Conn. Norwalk, Connecticut: Appleton & Lange; 1990. xvii, 446 p.
6. Aumuller G. Anatomia. Rio de Janeiro: Guanabara Koogan; 2009.
7. Grover PS, Lorton L. Nervo mandibular bífido como uma possível causa de anestesia inadequada na mandíbula. Jornal de cirurgia oral e maxilofacial: jornal oficial da Associação Americana de Cirurgiões Orais e Maxilofaciais 1983;41(3):177-179.
8. Sanchis JM, Penarrocha M, Soler F. Canal mandibular bífido. Journal of oral and maxillofacial surgery: official journal of the American Association of Oral and Maxillofacial Surgeons 2003;61(4):422-424.
9. Zografos J, Kolokoudias M, Papadakis E. [Os tipos do canal mandibular]. To Helleniko periodiko gia stomatike & gnathoprosopike cheirourgike / episemo organo tes Hetaireias Stomatognathoprosopikes Cheirourgikes. Jornal grego de cirurgia oral e maxilofacial 1990;5(1):17-20.
10. Nortje CJ, Farman AG, Grotepass FW. Variações na anatomia normal do canal dentário inferior (mandibular): um estudo retrospetivo de radiografias panorâmicas de 3612 pacientes dentários de rotina. The British Journal of Oral Surgery 1977;15(1):55- 63.
11. Langlais RP, Broadus R, Glass BJ. Canais mandibulares bífidos em radiografias panorâmicas.
Journal of the American Dental Association 1985;110(6):923-926.
12. Kuribayashi A, Watanabe H, Imaizumi A, Tantanapornkul W, Katakami K, Kurabayashi T. Canais mandibulares bífidos: avaliação por tomografia computorizada de feixe cónico. Radiologia Dentomaxilofacial 2010;39(4):235-239.
13. Kang JH, Lee KS, Oh MG, Choi HY, Lee SR, Oh SH, et al. A incidência e a configuração do canal mandibular bífido em coreanos usando tomografia computadorizada de feixe cônico. Imaging Science in Dentistry 2014;44(1):53-60.
14. Wilson S, Johns P, Fuller PM. Os nervos alveolar inferior e milo-hióideo: um estudo anatómico e relação com a anestesia local dos dentes mandibulares anteriores. Journal of the American Dental Association 1984;108(3):350-352.
15. Sillanpaa M, Vuori V, Lehtinen R. O nervo milo-hióideo e a anestesia mandibular. Jornal Internacional de Cirurgia Oral e Maxilofacial 1988;17(3):206-207.
16. Kiersch TA, Jordan JE. Duplicação do canal mandibular. Cirurgia Oral, Medicina Oral e Patologia Oral 1973;35(1):133-134.
17. Meechan JG. Como superar a anestesia local falhada. British Dental Journal

1999;186(1):15-20.
18. Quattrone G, Furlini E, Bianciotto M. [Canal mandibular bífido bilateral. Apresentação de um caso]. Minerva Stomatologica 1989;38(11):1183-1185.
19. Darwin D. Prevalência de calcificação de tecidos moles na região maxilofacial. Braz J Oral Sci 2023,22:e237798.
20. Fatma BD, Melda PA. Prevalência de calcificação de tecidos moles em radiografia panorâmica: um estudo retrospetivo Eur@sian Dental Research 2023,1(1):12-15.
21. Saati S, Foroozandeh M, Alafchi B. Caraterística radiográfica da calcificação de tecidos moles em imagem panarômica digital. Pesqui Bras Odontopediatria Clin Intergr 2020;20:e5053.
22. ED Yalcin et al, Prevalência de calcificação de tecidos moles na região da cabeça e pescoço: Um estudo de CBCT. Niger J Clin Pract 2020;23(6):759-763).
23. Yeluri G.Kumar CA, Raghav N. Correlação da pedra da polpa dentária, artéria carótida e calcificação renal usando radiografia panarômica digital e USG. Contemp Clin Dent 2015,6 suppl 1:47-51
24. Vengalath J, puttabuddi JH, Rajkumar B, Shivakumar GC. Prevalência de calcificações de tecidos moles em radiografias panorâmicas digitais: Um estudo retrospetivo. Jornal da Academia Indiana de Medicina Oral e Radiologia 2014;26(4):385-9.
25. Bamgbose BO, Ruprecht A, Hellstein J, Timmons S, Qian F. A prevalência de tonsilólitos e outras calcificações de tecidos moles em pacientes que frequentam a clínica de radiologia oral e maxilofacial da Universidade de Iowa. Avisos de pesquisa acadêmica internacional Odontologia 2014;2014:839635.
26. Bayer S et al. Prevalência de achados compatíveis com CAC na OPG dentária. Clin Oral Investig. 2011,ago 15(4):563-9
27. Monsour PA, calcificações de tecidos moles no diagnóstico diferencial de opacidades sobrepostas à mandíbula por radiografia panarómica dentária, Aust Dent J. 1991 Abr.
28. Current opinions in orthopaedics, set 2007;18(5):425-427.
29. Wells, Adam B, Incidence of Soft tissue calcification of the head & neck region on maxillofacial cone beam computed tomography, Electronic theses & dissertations paper 1545.
30. Ossenberg NS. Canal da crista temporal: relato de caso e estatísticas sobre uma variante mandibular rara. Cirurgia Oral, Medicina Oral e Patologia Oral 1986;62(1):10-12.
31. Bilodi AKS, Singh S, Ebenezer DA, Suman P, Kumar K. Um estudo sobre o forame retromolar e outros forames acessórios em mandíbulas humanas da região de Tamil Nadu. Revista Internacional de Ciências da Saúde e Investigação 2013;3(10):61-65.
32. Galdames IS, Matamala DZ, L6pez MC. Prevalência do Canal Retromolar e do Forame em mandíbulas secas e implicações clínicas. Revista Internacional de Odontostomatologia 2008;2(2):183-187.
33. Athavale SA, Vijaywargia M, Deopujari R, Kobayashi K. Estudo ósseo e cadavérico da região retromolar. Revista Popular de Investigação Científica 2013;6(2):14-18.
34. Motta-Junior J, Ferreira ML, Matheus RA, Stabile GAV. Forame retromolar: sua repercussao clinica e avaliacao de 35 mandibulas secas. Revista de Odontologia da UNESP 2012;41(3):164-168.
35. Gupta S, Soni A, Singh P. Estudo morfológico dos forames acessórios na mandíbula e sua implicação clínica. Indian Journal of Oral Sciences 2013;4(1):12-16.
36. Narayana K, Nayak UA, Ahmed WN, Bhat JB, Devaiah BA. O forame e o canal

retromolar nas mandíbulas secas do sul da Índia. Jornal Europeu de Anatomia 2002;6(3):141-146.
37. Bilecenoglu B, Tuncer N. Estudo clínico e anatómico do forame e do canal retromolar. Journal of oral and maxillofacial surgery: official journal of the American Association of Oral and Maxillofacial Surgeons 2006;64(10):1493-1497.
38. Rossi AC, Freire AR, Prado BG, Prado FB, Botacin PR, Caria PHF. Incidência do forame retromolar em mandíbulas humanas: aspectos etinicos e clínicos. International Journal of Morphology 2012;30(3):1074-1078.
39. von Arx T, Hanni A, Sendi P, Buser D, Bornstein MM. Estudo radiográfico do canal retromolar mandibular: uma estrutura anatómica com importância clínica. Journal of Endodontics 2011;37(12):1630-1635.
40. Muinelo-Lorenzo J, Suarez-Quintanilla JA, Fernandez-Alonso A, Marsillas-Rascado S, Suarez-Cunqueiro MM. Estudo descritivo dos canais mandibulares bífidos e forames retromolares: TC de feixe cónico vs radiografia panorâmica. Dentomaxillofacial Radiology 2014;43(5):20140090.
41. Lizio G, Pelliccioni GA, Ghigi G, Fanelli A, Marchetti C. Avaliação radiográfica do canal retromolar mandibular através de tomografia computorizada de feixe cónico. Ata Odontologica Scandinavica 2013;71(3-4):650-655.
42. Schejtman R, Devoto FC, Arias NH. A origem e distribuição dos elementos do canal retromolar mandibular humano. Archives of Oral Biology 1967;12(11):1261- 1268.
43. Patil S, Matsuda Y, Nakajima K, Araki K, Okano T. Canais retromolares observados na tomografia computorizada de feixe cónico: a sua incidência, curso e caraterísticas. Cirurgia Oral, Medicina Oral, Patologia Oral e Radiologia Oral 2013;115(5):692- 699.
44. Kodera H, Hashimoto I. [Um caso de canal retromolar mandibular: elementos de nervos e artérias neste canal]. Kaibogaku Zasshi Journal of Anatomy 1995;70(1):23-30.
45. Haveman CW, Tebo HG. Forame acessório posterior da mandíbula humana. The Journal of Prosthetic Dentistry 1976;35(4):UNKNOWN.
46. Kawai T, Asaumi R, Sato I, Kumazawa Y, Yosue T. Observação do forame e canal retromolar da mandíbula: um estudo de CBCT e macroscópico. Radiologia Oral 2012;28(1):10-14.
47. Kaufman E, Serman NJ, Wang PD. Forame e canais acessórios mandibulares bilaterais: um relato de caso e revisão da literatura. Radiologia Dentomaxilofacial 2000;29(3):170-175.
48. Anderson LC, Kosinski TF, Mentag PJ. Uma revisão do curso intraósseo dos nervos da mandíbula. O Jornal de Implantologia Oral 1991;17(4):394-403.
49. Lee J, Yoon S, Kang B. Ramos do canal mandibular que irrigam o terceiro molar mandibular observados em imagens de tomografia computorizada de feixe cónico: relatos de quatro casos. Jornal Coreano de Radiologia Oral e Maxilofacial 2009;39:209-212.
50. Fukami K, Shiozaki K, Mishima A, Kuribayashi A, Hamada Y, Kobayashi K. Canal mandibular bífido: confirmação de achados limitados de TC de feixe cónico através de investigações anatómicas e histológicas. Radiologia Dentomaxilofacial 2012;41(6):460-465.
51. Gokce C, Sisman Y, Sipahioglu M. Alongamento do Processo Estiloide ou Síndrome de Eagle: Existe algum papel para a Calcificação Ectópica? Jornal Europeu de Medicina Dentária 2008;2(3):224-228.
52. MK OC. Calcificação no ligamento estilohióide. Cirurgia Oral, Medicina Oral e Patologia Oral 1984;58(5):617-621.

53. More CB, Asrani MK. Avaliação do processo estiloide em radiografias panorâmicas digitais. Jornal Indiano de Radiologia e Imagiologia 2010;20(4):261-265.
54. Alpoz E, Akar GC, Celik S, Govsa F, Lomcali G. Prevalência e padrão dos padrões do complexo da cadeia estilo-hioide detectados por radiografias panorâmicas na população turca. Anatomia Cirúrgica e Radiológica: SRA 2014;36(1):39-46.
55. Kim JE, Min JH, Park HR, Choi BR, Choi JW, Huh KH. Complexo estilo-hióideo severamente calcificado em gémeos: um relato de caso. Imaging Science in Dentistry 2012;42(2):95-97.
56. Rizzatti-Barbosa CM, Ribeiro MC, Silva-Concilio LR, Di Hipolito O, Ambrosano GM. O processo estilohióide alongado é prevalente em idosos? Um estudo radiográfico numa população brasileira. Gerodontology 2005;22(2):112-115.
57. Valerio CS, Peyneau PD, de Sousa AC, Cardoso FO, de Oliveira DR, Taitson PF, et al. Síndrome estilo-hioide: abordagem cirúrgica. Jornal de Cirurgia Craniofacial 2012;23(2):e138-140.
58. Okabe S, Morimoto Y, Ansai T, Yamada K, Tanaka T, Awano S, et al. Significado clínico e variação do complexo estilo-hioide avançado calcificado detectado por radiografias panorâmicas em indivíduos com 80 anos de idade. Radiologia Dentomaxilofacial 2006;35(3):191-199.
59. Kaushik A, Kaushik M, Panwar R, Tanwar R, Garg P, Garg S. Calcified stylohyoid ligaments: Um dilema de diagnóstico. SRM Journal of Research in Dental Sciences 2012;3(4):275.
60. Koivumaki A, Marinescu-Gava M, Jarnstedt J, Sandor GK, Wolff J. Síndrome da águia induzida por trauma. Jornal Internacional de Cirurgia Oral e Maxilofacial 2012;41(3):350-353.
61. Sudhakara Reddy R, Sai Kiran C, Sai Madhavi N, Raghavendra MN, Satish A. Prevalência de padrões de alongamento e calcificação do processo estiloide alongado no sul da Índia. Journal of Clinical and Experimental Dentistry 2013;5(1):e30-35.
62. MacDonald-Jankowski DS. Calcificação do complexo estilo-hióideo em londrinos e chineses de Hong Kong. Radiologia Dentomaxilofacial 2001;30(1):35-39.
63. Ferrario VF, Sigurta D, Daddona A, Dalloca L, Miani A, Tafuro F, et al. Calcificação do ligamento estilohióide: incidência e avaliações morfoquantitativas. Oral Surgery, Oral Medicine, and Oral Pathology 1990;69(4):524-529.
64. Jain S, Bansal A, Paul S, Prashar DV. Síndrome estiloide-estilo-hioide. Anais de Cirurgia Maxilofacial 2012;2(1):66-69.
65. Moon CS, Lee BS, Kwon YD, Choi BJ, Lee JW, Lee HW, et al. Síndrome de Eagle: um relato de caso. Jornal da Associação Coreana de Cirurgiões Orais e Maxilofaciais 2014;40(1):43-47.
66. Figt'.n ME, Garino RR. Anatomia odontol6gica funcional e aplicada. Sao Paulo: Panamericada; 1989. 658 p.
67. Friedlander AH, Cohen SN. Os ateromas radiográficos panorâmicos pressagiam eventos vasculares adversos. Oral Surgery, Oral Medicine, Oral Pathology, Oral Radiology, and Endodontics 2007;103(6):830-835.
68. Guimaraes Henriques JC, Kreich EM, Helena Baldani M, Luciano M, Cezar de Melo Castilho J, Cesar de Moraes L. Radiografia panorâmica no diagnóstico de ateromas da artéria carótida e os fatores de risco associados. Revista Aberta de Odontologia 2011;5:79-83.
69. Bayram B, Uckan S, Acikgoz A, Muderrisoglu H, Aydinalp A. Radiografia panorâmica

digital: um método fiável para diagnosticar ateromas da artéria carótida? Radiologia Dentomaxilofacial 2006;35(4):266-270.

70. Cohen SN, Friedlander AH, Jolly DA, Date L. Calcificação da carótida em radiografias panorâmicas: um importante marcador de risco vascular. Oral Surgery, Oral Medicine, Oral Pathology, Oral Radiology, and Endodontics 2002;94(4):510-514.

71. da Silva NG, Pedreira EN, Tuji FM, Warmling LV, Ortega KL. Prevalência de ateromas calcificados da artéria carótida em radiografias panorâmicas de pacientes HIV-positivos em tratamento antirretroviral: um estudo retrospetivo. Oral Surgery, Oral Medicine, and Oral Pathology 2014;117(1):67-74.

72. Pornprasertsuk-Damrongsri S, Thanakun S. Calcificação da artéria carótida detectada em radiografias panorâmicas num grupo da população tailandesa. Oral Surgery, Oral Medicine, Oral Pathology, Oral Radiology, and Endodontics 2006;101(1):110-115.

73. Friedlander AH, Altman L. Ateromas da artéria carótida em mulheres pós-menopáusicas: a sua prevalência em radiografias panorâmicas e a sua relação com factores de risco aterogénicos. Journal of the American Dental Association 2001;132(8):1130-1136.

74. Griniatsos J, Damaskos S, Tsekouras N, Klonaris C, Georgopoulos S. Correlação das placas de carótida calcificadas detectadas por radiografia panorâmica com factores de risco para o desenvolvimento de AVC. Oral Surgery, Oral Medicine, Oral Pathology, Oral Radiology, and Endodontics 2009;108(4):600-603.

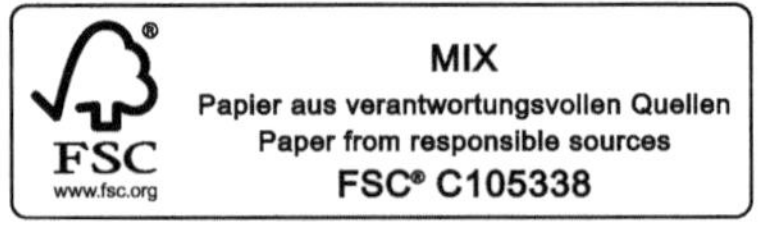

Printed by Books on Demand GmbH, Norderstedt / Germany